【最新版】

# 「脳の栄養不足」が老化を早める！

60歳からの「老けない体」に変わる食習慣

溝口　徹



青春新書
INTELLIGENCE

## はじめに　老化は「何を食べるか、食べないか」で差がつく！

私が行っている「オーソモレキュラー療法（分子整合栄養療法）」は、適切な栄養を摂取することで、さまざまな疾患や不調を改善する治療法だ。欧米から日本にもたらされて約40年、今では多くの医療機関が取り入れるようになってきている。

オーソモレキュラー療法がカバーする領域は、内科系疾患から皮膚科や整形外科的なトラブル、さらには精神疾患まで、非常に多岐にわたる。そして興味深いことに、オーソモレキュラー療法を実践している患者さんは、栄養状態が改善していくのにつれて、見た目はもちろん、血管年齢や骨年齢といった老化に関する数値も改善していくのだ。

私たちの脳と体は、常に新しいものと入れ替わりながら、よりよい状態になろうとしている。この基本原則に従って脳と体に適切な栄養を供給していけば、通常予想される老化とはかけ離れた、驚くような良好な状態で年齢を重ねていくことが可能になるのである。

とくに重要なのが「脳の栄養」だ。脳は多くの栄養を必要としている。そのため、脳にいかにいい栄養を与えていくかが、老化の進行度を大きく左右するのだ。

しかし多くの人は、食事の目的は空腹感を満たすとともに、体を動かすエネルギーを摂取することだと考えている。たしかにそうなのだが、食事には脳や体の機能を維持するために必要な栄養を摂取するという側面があることを忘れてはならない。

空腹感を満たすだけの食べ方をしている人は、知らず知らずのうちに「栄養不足」に陥っている可能性がある。実はそうした「栄養不足」が脳の機能を低下させ、老化を早めているのだ。

実際、私が診てきた患者さんには、「脳の栄養不足」を解消することで、意欲が戻ってきた、以前より頭の回転が速くなった、という人がたくさんいる。なかには、脳だけでなく、体の疲れがとれやすくなった人、止まっていた月経が再開した女性もいる。

老化は加齢によるものではなく、まさに「栄養不足」が原因で起こっているのだ。

超高齢社会を生きる我々にとって、年齢を重ねてもなお健康であり続けることは、誰もが理想とする生き方だろう。そのヒントは、オーソモレキュラー療法のなかにある。

年齢には逆らえないと思うかもしれないが、けっしてそんなことはない。「脳の栄養不足」を解消すれば、健康寿命を延ばしていくことは可能なのだ。

『【最新版】「脳の栄養不足」が老化を早める！』目次



## 序章　脳の老化は「栄養」で止められた！
### 60歳からは食べ方を変えるのが正解

## 第1章　健康長寿のカギを握る「たんぱく質」
### ——食事を変えれば寿命が延びる

## 第2章 脳も見た目も老けさせる「糖化」を防ぐ！
### 老化の原因物質「AGEs」の正体

## 第3章　脳と体を「酸化」から守る方法

若さの決め手は〝サビとり力〟にある

## 第4章　100歳まで元気に生きるための食事術
### 何を食べるか、そして何を食べないか

## 第5章　最新栄養医学でいつまでも若い脳と体をつくる
### 症状・悩み別のおすすめ栄養素

編集協力／樋口由夏・水沼昌子
本文デザイン／青木佐和子

## 「栄養不足」が老化の分岐点

「フレイル」という言葉を聞いたことはあるだろうか。

フレイルとは、２０１４年に日本老年医学会が提唱した概念で、欧米で用いられる「Frailty（弱さ、もろさ）」からの造語である。加齢による予備力の低下が原因で、心身が衰え、健康被害をきたしやすい状態を指す。要は、暦の年齢に対して心身が弱っている状態のことである。このフレイルが、健康寿命と関係する重要な因子として、今注目を集めているのだ。

健康寿命とは、健康上の問題で日常生活が制限されることなく生活できる期間をいう。いくら私たちの寿命が延びたとはいえ、晩年のほとんどが寝たきりになることは、誰でも避けたいだろう。元気で健康なまま過ごせるように健康寿命を延ばすかが課題となっている今、フレイル対策は必須なのである。

フレイルとは言ってみれば、「健康な状態」と、身体機能になんらかの問題がある「介護が必要な状態」の中間に位置している状態だ。ただ、いったんフレイルの状態になってしまったら、悪くなる一方ではない。フレイルであっても、工夫すれば「健康な状態」に戻れるし、逆に何も対策をしなければ「介護が必要な状態」へと移行してしまう。つまり、フレイルの状態から工夫次第で元気になれるわけで、まったく嘆く必要はないのだ。

その工夫の1つに、「栄養（食事）」のとり方がある。

年齢を重ねると基礎代謝量が低下するが、それによってエネルギーの消費量が低下し、食欲が落ちる場合が多い。必然的に低栄養となり、体重が減少し、フレイルの一番大きな原因といわれる筋力、筋肉量の減少（サルコペニア。詳しくは後述）につながっていく。筋肉量が減れば、さらに基礎代謝量が低下していく……という悪循環に陥ってしまうのだ。

もちろん医療介入が必要な病気がかかわっている場合は除くが、必要な栄養をしっかりとることで、フレイルを予防し、健康寿命を延ばすことは可能になる。

そう、フレイル対策とは、究極のアンチエイジングだと言える。

その栄養のポイントとなるのが、

**・たんぱく質（原料は20種類のアミノ酸）**

・ビタミンB群
・ビタミンD
の3つである。これから詳しく説明していこう。

## 高齢者の食事に圧倒的に足りていない「たんぱく質」

たんぱく質は髪や皮膚、内臓、爪、血液、筋肉など、体を構成する主原料であり、骨を形成する際にも欠かせない。また、脳内神経伝達物質の原料でもある。

ところが、今や日本人は慢性的なたんぱく質不足である。

実際、現代人の1日あたりのたんぱく質摂取量は、1995年をピークに激減し、1950年代とほぼ同じ水準なのである。まさに、戦後並みの摂取量の低さなのだ（厚生労働省「国民健康・栄養調査」より）。

これまでは、たんぱく質は不足していないという認識があり、その認識をもとに糖質（炭水化物）・脂質・たんぱく質の理想的な摂取カロリー比が決められていた。比で言えば、糖質50～65％、脂質20～30％、たんぱく質13～20％だった。

ただ、最近になってたんぱく質不足が指摘されるようになり、危機感を抱いた厚生労働省は日本人の食事摂取基準2015年度版から、たんぱく質について摂取目標量を設定している。ところが現実は、あらゆる年代において、たんぱく質平均摂取量は摂取目標量を下回っている状況だ。

なかでも深刻なのが、高齢者だ。高齢者の食事に、たんぱく質が圧倒的に足りていないのだ。

高齢者は加齢とともに食が細くなり、時間をかけて調理をすることが少なくなり、つい粗食ですませてしまう傾向がある。食事内容を聞いてみると、朝はトーストにコーヒー、昼はそばなどの麺類で軽くすまし、夕飯はごはんに副菜のおかず、メインであるはずの肉や魚は申し訳程度に少々食べるということが多いようだ。意識してたんぱく質をとっているという人でさえ、よく聞いてみると豆腐や納豆などの植物性たんぱく質を少し食べている程度である。

たんぱく質不足によって起こるもっとも深刻な問題は、先にも触れたように筋力の低下・筋肉量の減少だ。筋肉の材料はたんぱく質である。筋力が落ちれば、フレイルに直結する。

それだけではない。たんぱく質は脳内神経伝達物質の主原料でもあるため、うつや集中力の低下、やる気の低下など、精神面にも悪影響を及ぼす。そう、脳も「栄養不足」になってしまうのだ。

ちなみに1日のたんぱく質の摂取量の目安は、体重1kg当たり1〜1・5g（体重50kgの場合、50〜75g）である。また、フレイルを予防するという意味では、食事からのたんぱく質の摂取は1日60〜80gが望ましいとされている。

## 「アルブミン」で栄養状態がわかる

アルブミンは、おもに肝臓でつくられるたんぱく質である。アルブミンの数値を見れば、私たちの栄養状態がよくわかる。健康診断や人間ドックなどでは血液検査の項目になっていて、血清アルブミン値（血液中のアルブミン濃度）を検査することで、血液中にあるたんぱく質の状態がわかり、これが体の栄養状態を示す物差しとなっている。

アルブミンはおもに、血液を血管内に保持する（浸透圧を維持する）働きと、さまざまな物質と結合して、栄養素などを運搬する働きがある。このアルブミンが健康寿命に深くかかわっているということがわかってきた。

図1（19ページ）を見てほしい。健康な70歳の男女の血中アルブミン濃度と、その生存

率を示したものだが、性別を問わず、アルブミン濃度が高いほど、長生きであることがわかる。

さまざまな物質と結合して栄養素を運搬するアルブミンの働きは、アルブミンの立体構造によるところが大きい。立体構造が壊れれば、当然運搬することはできなくなる。ちなみに、この立体構造を壊してしまう原因となるのが、「糖化」と「酸化」といわれるもので、これは老化を進める2大要因とされている。

老化を防ぐには、体にとって必要な栄養をプラスすると同時に、「抗糖化」「抗酸化」のアプローチが欠かせないのだ。糖化と酸化については、のちほど詳しく説明しよう。

## 脳の働きに欠かせない「ビタミンB群」

ビタミンB群とは、ビタミン$B_1$、$B_2$、$B_6$、$B_{12}$、ナイアシン（$B_3$）、パントテン酸、葉酸、ビオチンの総称である。これらは単独ではなく、複合的に作用する。

ビタミンB群は別名「代謝ビタミン」と呼ばれているくらい、あらゆるものの代謝に使われている。

私たちの脳や体のエネルギーとなるのは、食べ物から摂取したたんぱく質や脂質、糖質

## 図1　70歳時（健康な状態）のアルブミン値と生存曲線

男性

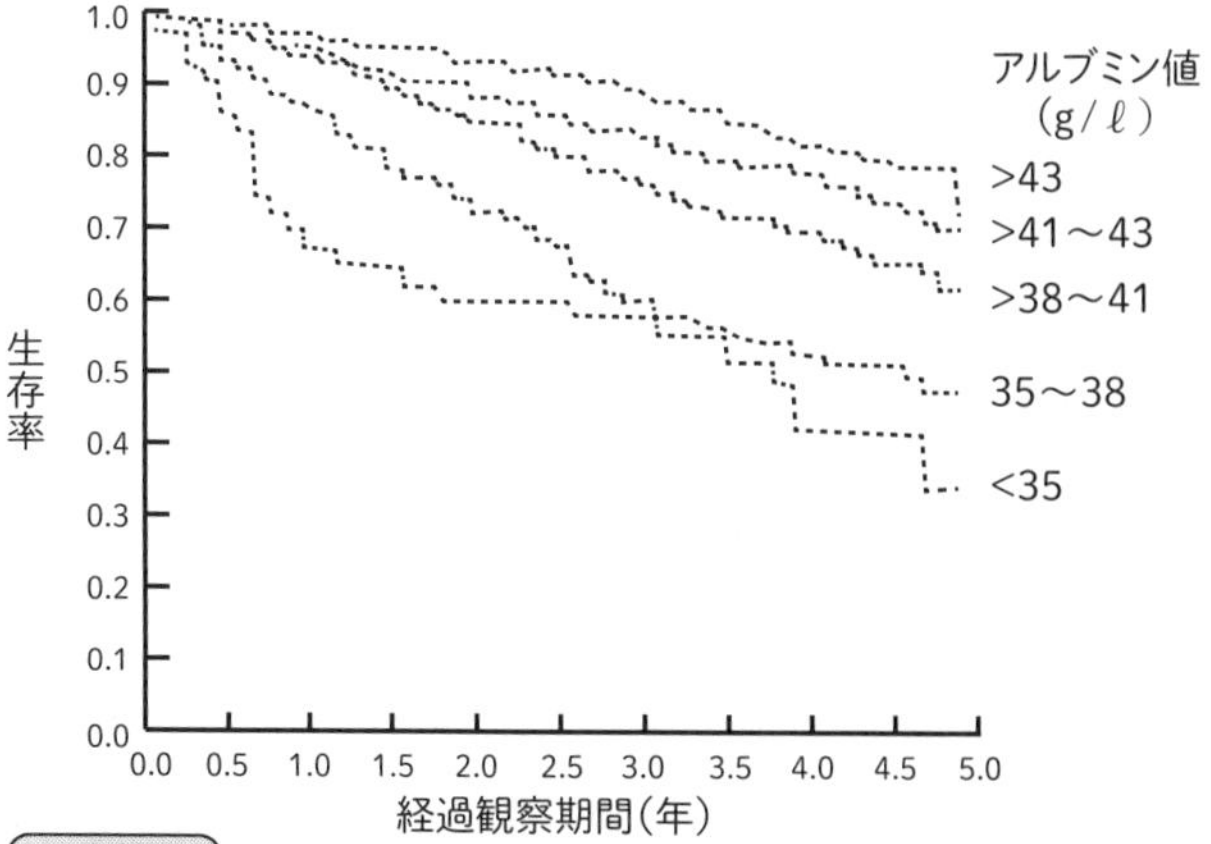


女性

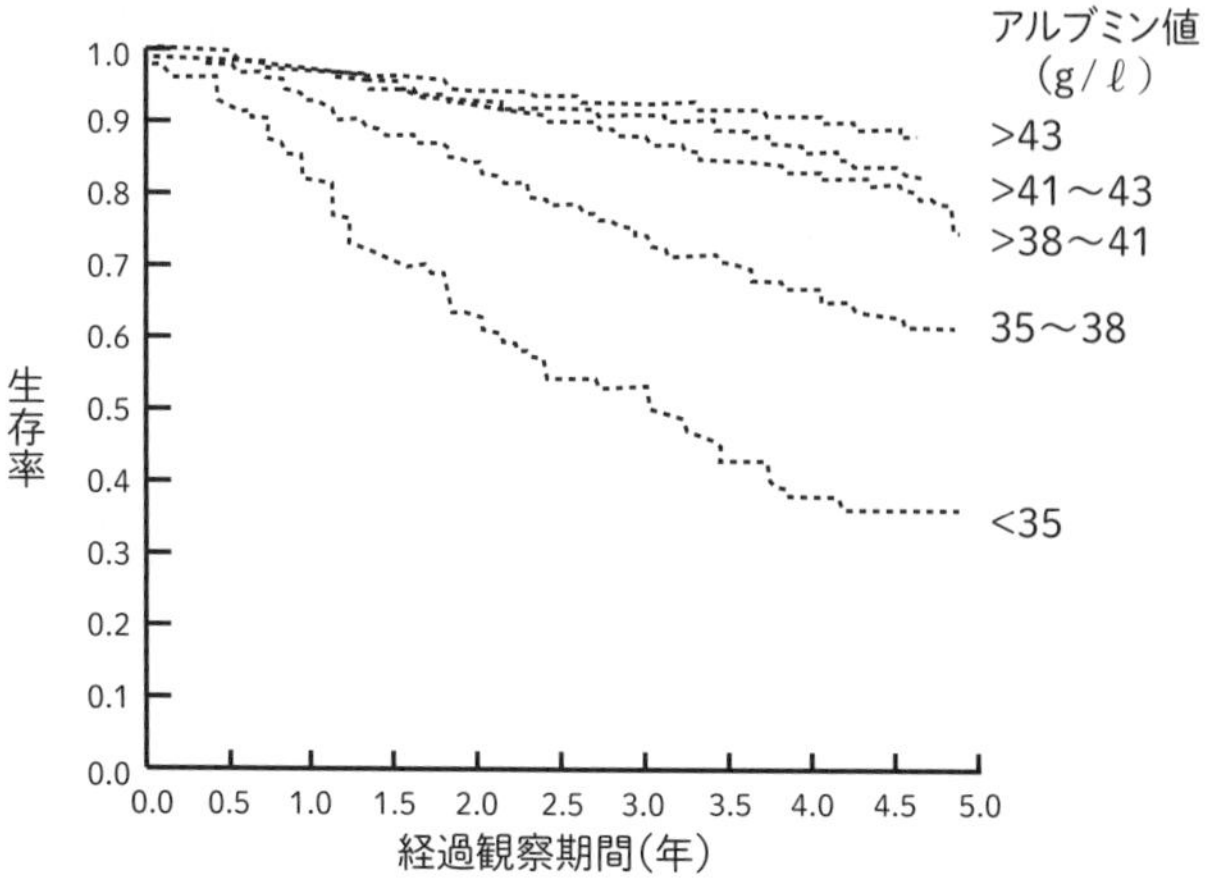


東京都小金井市の追跡調査より

70歳時のアルブミン濃度が高いほど、男女ともに長生きであることがわかる。

だ。これらを食べ物として摂取すると、胃腸で消化・吸収されることで、はじめてエネルギーとして使われる。このエネルギーの代謝に欠かせないのが、ビタミンB群なのである。

問題なのは、ビタミンB群はあらゆる代謝に使われてしまうため、非常に消費されやすい栄養素であり、圧倒的に不足しやすいことだ。

脳に必要な栄養を考えたとき、たんぱく質に加えて欠かせないのも、このビタミンB群である。ビタミンB群は脳内でも多くの重要な働きを担っている。先ほども触れたとおり、脳内神経伝達物質の主原料はたんぱく質であるが、神経伝達物質が合成される過程では、ビタミンB群も欠かせない材料となっているのだ。

たんぱく質は、ドーパミンやノルアドレナリン、セロトニン、GABAなどの神経伝達物質につくり変えられていくが、そのつくり変えになくてはならないのがビタミンだ。ビタミンが、つくり変えに作用する酵素をサポートする補酵素になるのである（図2）。

なかでも重要なのがビタミンB群だ。ビタミンB群が不足すれば、脳のエネルギーが充分に得られない、情報伝達がうまく行われない……など、脳の機能は大きく低下する。

エネルギーを使うところでは、とりわけビタミンB群の消費が激しい。多くのエネルギーが使われる脳は、ほかの臓器にも増して、ビタミンB群を必要としているのだ。

**図2　脳内神経伝達物質の合成過程**

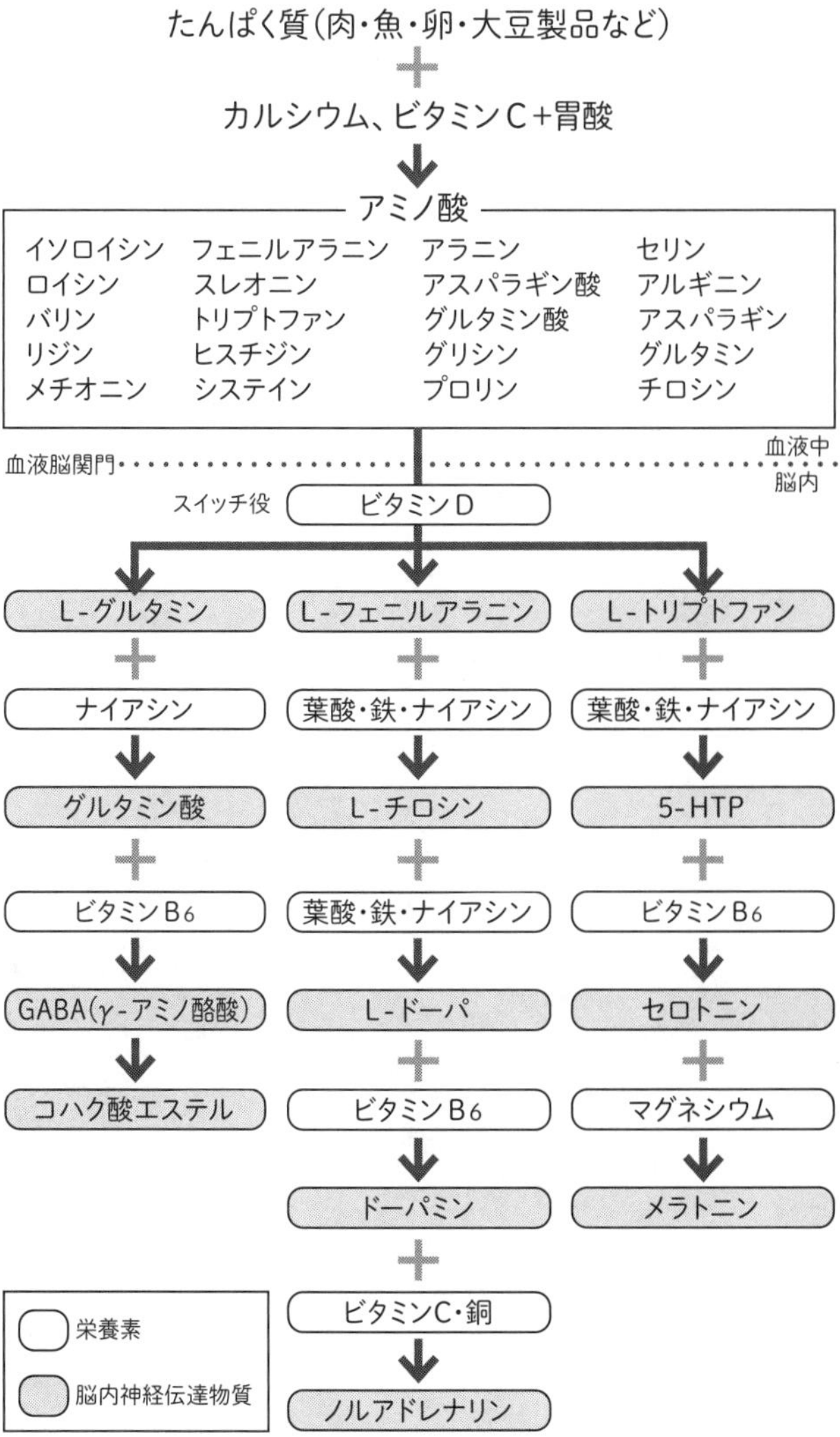
たんぱく質(肉・魚・卵・大豆製品など)
カルシウム、ビタミンC＋胃酸
アミノ酸
イソロイシン
ロイシン
バリン
リジン
メチオニン
フェニルアラニン
スレオニン
トリプトファン
ヒスチジン
システイン
アラニン
アスパラギン酸
グルタミン酸
グリシン
プロリン
セリン
アルギニン
アスパラギン
グルタミン
チロシン
血液脳関門
血液中
脳内
スイッチ役
ビタミンD
L-グルタミン
ナイアシン
グルタミン酸
ビタミンB6
GABA(γ-アミノ酪酸)
コハク酸エステル
L-フェニルアラニン
葉酸・鉄・ナイアシン
L-チロシン
葉酸・鉄・ナイアシン
L-ドーパ
ビタミンB6
ドーパミン
ビタミンC・銅
ノルアドレナリン
L-トリプトファン
葉酸・鉄・ナイアシン
5-HTP
ビタミンB6
セロトニン
マグネシウム
メラトニン
栄養素
脳内神経伝達物質

ビタミンB群が不足してしまうと、不眠やうつ、集中力の低下などあらゆる精神症状を引き起こしてしまう可能性がある。また、睡眠をコントロールする神経伝達物質が十分に合成できないため、睡眠のリズムが乱れ、寝付けない、昼間眠くなる、悪夢を見るといったこともある。さらに、うつとかかわりの深いセロトニンの合成にも不可欠であるため、うつ症状ややる気の低下を招くことがあるのだ。

## 悪玉物質「ホモシステイン」から体を守る働き

脳と体の老化と深い関係があるのが、ホモシステインだ。ホモシステインは、たんぱく質を構成する必須アミノ酸の1つ、メチオニンの代謝過程で生成される物質だ。アミノ酸の一種なのだが、これがただモノではない。言ってみれば、〝悪玉化したアミノ酸〟なのだ。

悪玉化したアミノ酸というだけなら、それほどの悪さをするようには思えないかもしれないが、ホモシステインの値が高くなると、認知症や脳梗塞などの原因となる動脈硬化を発生させるリスクが上がる。

通常、メチオニンから生成されたホモシステインは別の物質に代謝されることで、無毒化される。しかし、この代謝の流れがうまくいかないと、ホモシステインが体内に蓄積してしまう。そうして細胞内から血液中に移行したホモシステインは、動脈硬化や虚血性心疾患（心筋梗塞、狭心症）、脳血管障害（脳梗塞、一過性脳虚血発作）などを引き起こす原因になってしまうのだ。

血中のホモシステイン濃度が15㎛ol／ℓ以上になった状態を「高ホモシステイン血症」というが、高ホモシステイン血症は、アルツハイマー型認知症を発症させるリスクを上げてしまうことがわかっている。

有名なアメリカの研究で、アルツハイマー型認知症を発症していない人1092人（平均年齢76歳）を8年間追跡調査したものがある。その結果、5㎛ol／ℓの血中ホモシステイン値の増加は、アルツハイマー型認知症のリスクを40％増加させることがわかった。また、もっとも血中ホモシステイン値が高いグループでは、もっとも低いグループと比較して、認知症またはアルツハイマー型認知症の発症リスクが2倍だった。

つまり、この調査を開始した8年前に測定された血中ホモシステイン値が、その後の認知症およびアルツハイマー型認知症の発症と強い相関関係にあることがわかったのである。年齢にかかわらず、血中のホモシステイン値は少しでも低く保っておくことが重要だということだ。

私のクリニックでは、患者さんのホモシステインのチェックも欠かさず行っている。そのなかには高齢者の方もいるが、85歳で元気に車を運転している方のホモシステインの血中濃度は明らかに低かった。このような例を見ても、やはりホモシステインは認知機能とかかわりがあることを実感している。

ちなみに、これは私の考えだが、高ホモシステイン血症の基準値をもっと低く、10㎛ol／ℓ以上としてもいいのではないかと思っている。なぜかというと、ホモシステインの値と循環器疾患の死亡との関連を調べた研究で、高ホモシステイン血症といわれる数値の手前の段階（軽度の上昇）でも、循環器疾患の死亡数が増えるからである（JACC Studyより）。


では、このホモシステインを減らすにはどうすればいいのだろうか。

ホモシステインが増えすぎないようにするためには、しっかりメチオニンなどに代謝させることがポイントとなる。実はその代謝に欠かせないのが、葉酸、ビタミン$B_6$、$B_{12}$といったビタミンB群なのだ。

なお、ビタミンB群の1つである葉酸が不足していると、認知症のリスクが高まるということは、以前から指摘されていた。日本でも女子栄養大学で「坂戸葉酸プロジェクト」が立ち上がり、食材に葉酸を加えることで、認知症や脳梗塞の予防につなげようとする研究がはじまっている。

認知症の全体像を知るにはさらなる研究が必要だが、認知症対策に1つの光がもたらされたことは間違いない。

ただし、葉酸、ビタミン$B_6$、$B_{12}$の3つの栄養素だけをとればいいというわけではない。「ビタミンB群」という名前からもわかるように、ビタミンBは相互に作用しているため、ビタミンB群として複合（コンプレックス）摂取をするように心がけてほしい。

なお、ビタミンB群は動物性たんぱく質に多く含まれる。たとえば豚肉、うなぎ、牛レバー、豚レバー、豚ヒレ赤肉、たらこ、まぐろ、さば、かつお、さんま、ぶり、鶏ささみなどである。そのほか、玄米、落花生などにも含まれている。

## 免疫力アップやフレイル対策におすすめの「ビタミンD」

たんぱく質、ビタミンB群に加えてもう1つ重要な栄養素が、ビタミンDである。

ビタミンDは近年、注目を浴びている栄養素である。カルシウムや骨の代謝に不可欠な栄養素として知られているが、最近では免疫力のアップや腸粘膜の強化、花粉症やアトピー性皮膚炎などのアレルギー症状を改善する作用があるなど、たくさんの効用があることが、さまざまな研究によってわかってきたのだ。

たとえば免疫力に関しては、アメリカの検査ではあるが、血中のビタミンD濃度が高いほど、新型コロナウイルス感染症のPCR陽性率が低いという結果が出ている。感染症にかかると、生活の質が一気に落ちる。新型コロナウイルスの例でもわかるように、高齢者ならなおさらである。感染症はフレイルに直結するため、免疫力アップはそのままフレイル対策にもなる。

腸粘膜を強化する作用については、ビタミンDには荒れてしまった腸粘膜を正常な状態に戻す作用がある。ビタミンDには、腸粘膜の細胞同士を接着剤のようにしっかり結びつけ、タイトジャンクションという構造をつくる働きがあるためだ。

ビタミンDが不足してタイトジャンクションがゆるみ、腸管壁に穴が開くと、リーキーガット症候群（腸もれ症候群）を起こしやすくなる。リーキーガット症候群になると、その穴から、本来は通してはならない未消化のたんぱく質やウイルスなどの有害物質を通してしまう。

未消化のたんぱく質が体内に入ってしまうとアレルギーにつながる。これを防いでくれるビタミンDには、アレルギー改善作用があるというわけだ。また、腸粘膜の結合状態が改善されることで、免疫抗体の産生を促すことになるため、ここでも免疫力アップにつながる。ビタミンDは老若男女問わず、欠かせない栄養素なのである。

## ビタミンDの摂取で筋肉量がアップ！

ビタミンDは、サルコペニアを防ぐ救世主でもある。

先にも少し触れたが、サルコペニアとは筋肉量が減少して筋力が低下し、身体機能が低下した状態をいう。高齢になると、よほど気をつけていないかぎり、筋肉量は落ちていく。そしてここでも、ビタミンDが効果を発揮する。

オーストラリアで70歳以上の高齢男性1705人を追跡調査したものがある。調査開始時にビタミンDの血中濃度を調べたところ、ビタミンDの血中濃度が高いグループに比べ、低いグループは、5年後のサルコペニアの発症リスクが明らかに高かった。

また別の調査でも、調査開始時にビタミンDが不足していたグループに、ビタミンDを十分に補給したところ、1年後に運動能力（歩くスピードなど）がアップしたという報告もある。

さらに別の実験で、65歳以上の女性21人に対して、わざわざ試験中に運動制限をして、ビタミンDによる効果だけを調べたものがある。2つのグループに分け、一方のグループには1日に4000IUのビタミンDを与え、もう一方のグループにはプラセボ（偽物）のカプセルを与えて4カ月後の変化を調べたものである。

結果、運動をしなくても、ビタミンDを摂取しただけで筋肉量が増えたのである。


しかし、こんなに重要な栄養素であるのにもかかわらず、日本人はビタミンDが圧倒的に足りていない。

ビタミンDはコレステロールを原料に皮膚で合成される。ところが最近では、紫外線の害や美容の観点から、しっかりと日焼け止め対策をする人が増えているため、皮膚でビタミンDを合成しにくくなっているのだ。

1日20分程度の日光浴で十分であるとの報告もあるが、現実的にはそれでは足りない。

私のクリニックでも、ほぼ全員の患者さんのビタミンD濃度を測定しているが、日光浴とビタミンDを多く含む食材を食べていても足りないため、サプリメントを使うことが多い。

日本内分泌学会の「ビタミンD不足・欠乏判定指針」では、ビタミンD不足の基準を血中濃度30ng／mℓとしている。30ng／mℓを超えると、骨折や転倒のリスクが下がったり、骨軟化症が減ったりすることがわかったためだ。

一方、海外でのビタミンD不足の基準はもっと高い。2015年、権威あるアメリカの代替療法の学会で提唱されたのは、血中濃度50・80ng／mℓであり、日本人のほとんどがこれには遠く及ばない。

本来のビタミンDの血中濃度は、赤道直下で肌を露出して狩猟している部族にならうべきなのではないかと考えた学者が、実際にこの部族のビタミンD血中濃度を調べたという報告があるが、平均が50ng／mℓだったという。

ちなみに日本の高齢者（とくに高齢女性）は20ng／mℓ以下の人が全体の2割近くいるといわれている。このような人たちを1年間追跡調査したところ、転倒・骨折のハイリスク集団であることもわかった。

私のクリニックにも、骨量の低下や筋肉量の減少を訴える患者さんが来ることがある。閉経後、人間ドックで骨量の低下を指摘された女性も多い。そんなとき、私は患者さんが椅子に座ろうとする動きや、椅子から立ち上がろうとする動きを見るようにしている。また歩き方はどうか、姿勢を維持できるかも見ている。筋肉量の減少や筋力の低下は、姿勢やちょっとした動きにあらわれやすいのだ。

このような患者さんは予想どおり、ビタミンDの血中濃度が低いが、栄養指導とともに、ビタミンDのサプリメントなどを補給することで元気になり、骨量もアップしていくのだ。そうした患者さんを見るたびに、「老化は栄養によって差がつく」のだと感じている。

## 脳にとっても重要なビタミンD

ビタミンDは、体だけでなく脳にとっても欠かせない栄養素である。

先ほど、ビタミンD不足によって腸管壁に穴が開くリーキーガット症候群になってしまう話をしたが、リーキーガットと同じような症状が、脳にも起きてしまう可能性がある。

脳には関所のような役割をしている「血液脳関門」がある。脳の毛細血管は、その壁をつくっている細胞のあいだが狭くなっていて、脳のなかに入ってくる物質を制限している。なぜなら、脳にとって不必要なもの、よくないもの、有害なものが入らないように、シャットアウトするためである。

この血液脳関門の構造にも、タイトジャンクションが存在している。よって、脳のタイトジャンクションがゆるめば、「リーキーガット」ならぬ「リーキーブレイン」の状態になり、脳に対しても有害物質が入ってきてしまうのだ。

腸も脳も、タイトジャンクションの構造は基本的に変わらない。だから、ビタミンDを摂取することで、脳のタイトジャンクションをより強固にすることができ、脳を守ることもできるのだ。

近年、慢性的な「炎症」が、高血圧、脂質異常症、糖尿病、がんといった、さまざまな病気の原因となることがわかってきた。脳も例外ではなく、認知症も含めて、脳のさまざまなトラブルは、脳の微小な慢性炎症が関係しているといわれている。

私たちがストレスを感じると、ストレスに対抗するために、副腎からコルチゾールというホルモンが分泌される。私たちの体内では、ストレスを受けると、炎症を起こす物質が分泌される。このとき、炎症を抑える強力な作用があるコルチゾールは、ストレスから体を守る働きをする。

コルチゾールは、基本的にはコレステロールからつくられる。このようにコレステロールからつくられる物質には共通する構造があり、ステロイド骨格という。たとえばコルチゾールをもとにつくられた副腎皮質ステロイド剤などは、アトピー性皮膚炎の治療に使われていることでもよく知られている。

少し難しい話になるが、脳内ステロイド骨格を持つ物質があり、「ニューロステロイド」と呼ばれ、脳を慢性炎症やストレスから守る働きをしている。ニューロステロイドには副腎で合成されるDHEAやプレグネノロンのほか、女性では女性ホルモンの代表であるエストロゲンも含まれ、女性の脳を守っているのである。

そして最近、コレステロールからつくられステロイド骨格を持つビタミンDも、ニューロステロイドの1つとして脳を保護する作用があることがわかってきた。ビタミンDには、脳で神経栄養因子の発現を促進する働き（新しい神経をつくろうとする働き）や、脳内に障害をもたらすような物質を解毒する働きを増強させる作用があるようなのだ。

さらには、アルツハイマー病の環境リスク要因にも、ビタミンD不足があるといわれている。健康で血中のビタミンD濃度が正常な人の場合、歳を重ねても認知能力が高く、その低下速度も2〜3倍遅いのだ。

それだけではない。図2（21ページ）で紹介した脳内伝達物質の合成にも、ビタミンD

は関与している。実は、神経伝達物質が合成される際の「スイッチ役」を担っているのが、ビタミンDなのだ。とくに幸せホルモンといわれるセロトニンは、ビタミンDが合成に必須の栄養素であり、たんぱく質やビタミンB群などの〝材料〟が揃っていても、ビタミンDがないと合成がはじまらない。ビタミンDは精神状態にも深く関係しているのだ。

なお、ビタミンDが多く含まれる食品には、干ししいたけ、紅鮭、うなぎ、あんこう、いわし、さんま、しらす、ししゃも、きくらげなどがある。ただし先ほども触れたように、現実的には食事だけで十分な量のビタミンDを摂取するのは難しい。専門医に相談をしながら、サプリメントで確実に補給することをおすすめしたい。

## 脳を老化させない食べ方で、体も若返る！

ここまで紹介してきたたんぱく質、ビタミンB群、ビタミンDといった栄養素は、脳にも体にも重要であることはおわかりいただけたのではないだろうか。

さて、ここで1つ質問をしたい。

「あらゆる臓器のなかで、一番たくさん栄養を必要とするものはどれか？」

すぐに正解を出せた人はどれくらいいただろうか。

答えは脳である。それも臓器のなかでは圧倒的に多くの栄養を必要とし、消費しているのだ。

脳の重量は成人で1kgほど。体重が50kgとすれば、全体のわずか2％程度である。臓器としては小さいこの脳が、いったいどれくらいの栄養を使っているのだろうか。

必要な栄養の量は、酸素の消費量ではかることができる。体のなかでは、食べたものを燃やし、エネルギーをつくり出して臓器を働かせているわけだが、燃やすには酸素がなくてはならない。酸素の消費量とエネルギー消費量、すなわちどれくらい栄養を使っているかは、比例するのである。

脳は全身で使うエネルギー量の18〜20％を使っている。体重の2％しかない脳が、全消費エネルギーの5分の1を使っているのだから、驚くばかりだ。脳は無類の大食漢なのである。しかも、眠っているときも消費量はそれほど落ちない。リラックスしているときも、脳は働き続けているのだ。

それだけ働き続けている脳は、酸化（詳しくは第3章で後述する）によって老化が進みやすい。体内で一番サビやすいのが、脳なのである。脳の老化を防ぐアプローチをすることは、そのまま体の老化を防ぐことにもつながるのだ。

# 第1章　健康長寿のカギを握る「たんぱく質」

食事を変えれば寿命が延びる

## たんぱく質を増やしたら、平均寿命が延びた！

高齢者にたんぱく質不足が多いのは、すでに話した通りであるが、高齢者がたんぱく質を積極的にとることで健康に結びついたケースとして、秋田県大仙市の例がある。

かつて秋田県大仙市は、長いあいだ平均寿命が全国でも最下位に近かった。脳出血も多く、その危機感から自治体が地域住民の食事指導に取り組んだのだ。

高齢期の栄養状態を改善するためのキーワードが「多様なおかず選び」だ。65歳以上の人たちに、1日10食品群のチェックシートを配り、いろいろな種類の食品を食べるように指導した。たくさんの食品群をとることが、高齢期に重要なたんぱく質を体内で有効活用するのに欠かせない、という理由からである。

10食品群とは、具体的には、肉・卵・牛乳（乳製品）・油・魚・大豆・緑黄色野菜・芋・果物・海藻の10種だ。その食品群を食べたら、チェックシートに〇を書き込むようにしたのである。

こんなにたくさんの種類は食べられない、と思うかもしれないが、少しでも食べたらOKとした。たとえば、「海苔を1枚でも食べたら、海藻は○」という具合である。

この食品群のポイントは3つある。10食品群のうち、5品目が「たんぱく質」であること。そして、食品群に、米、パン、麺などの主食が含まれていないこと、油をとることである。

先にも少し触れたように、高齢になればなるほど、調理が億劫《おっくう》になるなどの理由から、食事を主食に頼り、おかずに多く含まれるたんぱく質を食べなくなる。これを避けるために、あえて主食を入れず、意識的にたんぱく質を増やしたのである。

そして油をとることの意味は、しっかりカロリーをとるということである。高齢になると脂っこいものを食べると胃もたれがするなどの理由から、食が細くなり、あっさりした食事をとりがちだが、少量でも油をとることは、脳にとって重要なのだ。

単に「主食に頼らず、たんぱく質をとりましょう」と言われてもピンとこないが、このように具体的に食品群を示し、チェックをすることで、意識が変わる。チェックシートを設けたことで、1日のたんぱく質摂取量を、男性なら60g、女性なら50gとれるように設定したのだ。

たんぱく質のなかでもとくに注目したのが、序章でも触れた「アルブミン」だ。血清アルブミン値は加齢とともに低くなりがちなので、たんぱく質をとることで、アルブミン値を上げることに注力したのである。

この大仙市の取り組みは大成功。血清アルブミン値が上昇し、低栄養の人が３分の１にまで減少した。さらに、肉や卵などの動物性たんぱく質の摂取が増えたにもかかわらず、動脈硬化が減少し、血圧は下がり、平均寿命は延び、なんと全国平均に追いついたのである。

歳を重ねてくると、「コレステロールが気になるから肉や卵を控えている」という人もいるかもしれないが、とんでもない勘違いである。動物性たんぱく質こそ、意識してとらなければならないのだ。

## 肉vsプロテイン。おすすめなのはどっち？

近年、たんぱく質の重要性が理解されてきたこともあり、高たんぱくを売りにした食品が増えている。

スーパーやコンビニエンスストアをのぞいてみても、プロテイン入りの食品が目につくようになった。カップラーメンやサンドイッチ、大人のミルクまである。高たんぱくのサンドイッチは値段設定も高めだったため、試験的に置いたところバカ売れし、通常の取り扱い商品になったという話も聞いた。プロテイン食品市場は、この10年で約4倍にまでふくれ上がっているという。

たんぱく質をとり、食物繊維をとり、糖質を控えめにする。栄養療法医である私たちが長いあいだ取り組んできたことが今、広がりつつあり、たんぱく質の重要性が見直されてきたことは非常に喜ばしいことだ。

ただ、ここで1つ問題となっているのが、たんぱく質の〝質〟についてである。つまり、どのようなものからたんぱく質をとるか、ということだ。

「健康長寿ネット」のデータによると、100歳に達している日本人は、男女ともに動物性たんぱく質を多く摂取していることがわかった。それも、同じたんぱく質でも、納豆や豆腐などの植物性たんぱく質ではなく、肉を中心とした動物性たんぱく質であるところに注目したい。

では、なぜ動物性たんぱく質なのか。

**図3　1人1日当たりのたんぱく質の摂取量（平均値の年次推移）**

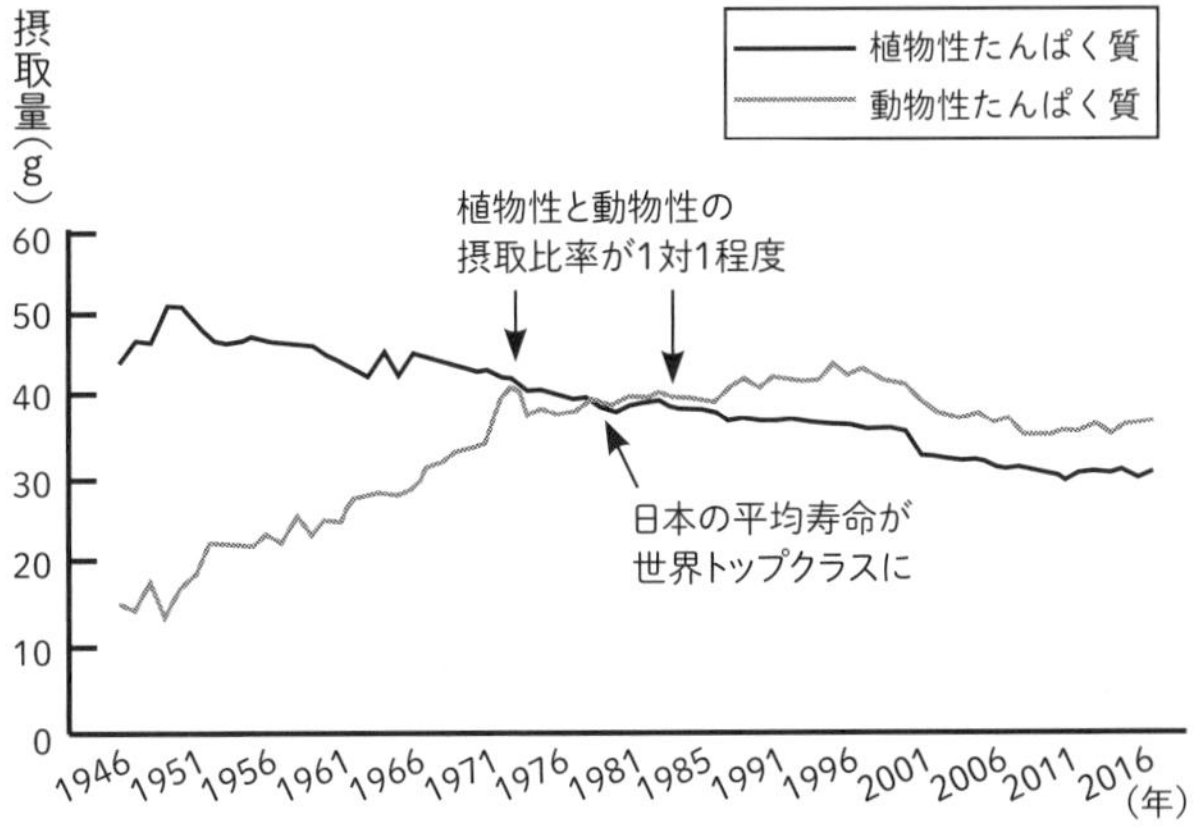


「国民健康・栄養調査」（厚生労働省）より

戦後から今までの1日あたりの日本人の動物性・植物性たんぱく質摂取量の変化をそれぞれ見ていくと、戦後、動物性たんぱく質の摂取量が増えていくにつれて、寿命が延びていき、日本が長寿国と呼ばれるようになっていったことがわかる（図3）。

これは日本だけではない。いわゆる発展途上国でも平均寿命が延びはじめる時期は、動物性たんぱく質の摂取量が増える時期と一致する。ここに、単に「たんぱく質」をとればいいわけではないというヒントが隠されていると私は思う。

たんぱく質をとることが重要だと理解されるようになるにつれて、プロテイン食品や、プロテインパウダーなど、「肉の代わりにプロテインをとる」人が増えてきた。では、肉とプロテイン、オーソモレキュラー療法的にはどちらが優れているのか、考えてみよう。

## プロテインの摂取が、不眠や不安感、腸の不調を招く!?

英語表現でたんぱく質は「プロテイン」だが、ギリシャ語で「第1位のもの」を意味する「プロティオス」が語源だとされている。たんぱく質はまさに、生命にとってもっとも大切な栄養素であることが、その語源からもわかるだろう。

プロテインブームになって以来、

「たんぱく質はプロテインパウダーで効率よくとろう！」

「プロテインよりも吸収がいい必須アミノ酸（ＥＡＡ）がおすすめ！」

こんな謳《うた》い文句をＳＮＳなどで見かけるようになった。

ちなみに、プロテインだと消化をする際にお腹に負担がかかるから、アミノ酸（たんぱく質を構成する成分）でとろう、というのがＥＡＡ（Essential Amino Acid＝必須アミノ酸の頭文字をとったもの）である。パウダータイプのものや、サプリメントが多く出回っている。

しかも、これらの商品は安価で比較的入手しやすいため、家でコツコツたんぱく質を含む食事をつくるよりはずっと楽だし、実際流行したのだ。ダイエット目的で飲んでいた人も多い。

ところが、である。やせた、体調がよくなったという人が多い一方で、お腹の不調を訴える人、眠れない、不安になった、音に敏感になった、あるいはかえって疲労感が増したなどという人も出てきたのである。なぜだろうか。

プロテインパウダーやＥＡＡは、食材から精製されてつくられたものである。だからもともと食材に入っていたものはすべてなくなり、「プロテインだけ」をとることになる。

一方、食材には、私たちの体に必要なビタミンやミネラルなど、多くの栄養素が含まれている。だから食材をとれば、これらのものをすべて摂取することになる。

プロテインパウダーやＥＡＡ自体は悪いものではないが、精製されたものだけに頼ってしまうと、弊害が出てくることがある。

では、肉とプロテインは何が違うのだろうか。サプリメントとしてのプロテインには、以下の２つの問題がある。

## プロテインの問題点①　ビタミンB群を消費する

プロテインは吸収されたのち、代謝を受ける過程でビタミンB群を消費する。肉類にはたんぱく質とともにビタミンB群が含まれている。しかしたんぱく質摂取をプロテインパウダーに頼ってしまうと、ビタミンB群不足になってしまう。その結果としてあらゆる精神症状が出てきてしまうのだ。どういうことか説明しよう。

たんぱく質（プロテイン）をとると、アミノ酸に分解され、吸収される。吸収されたアミノ酸は、腸粘膜細胞内でグルタミン酸の合成に使われる。その合成の際に、ビタミンB6が大量に消費されるため、体内ではビタミンB6不足が起こる。

ここで図2（21ページ）の脳内神経伝達物質の合成過程をもう一度見てほしい。あらゆるところにビタミンB6が関与していることがわかるだろう。ビタミンB6は、脳内神経伝達物質をつくるのに必須のビタミンなのだ。

ビタミンB6が不足すると、これらの脳内神経伝達物質がうまくつくられなくなる。すると、どうなるのか。

ドーパミンがつくられなくなれば満足感が減る、ノルアドレナリンがつくられなくなれば集中力が落ちる、セロトニンがつくられなくなればうつっぽくなり、メラトニンがつくられなくなれば不眠になる、ＧＡＢＡがつくられなくなれば眠りが浅くなり、音に敏感になり、不安感や焦燥感が増す……といった具合だ。

## プロテインの問題点②　エネルギー源として使われてしまう

肉、魚、卵などの食材は、たんぱく質だけでなくいろいろな良質な成分を含んでいる。たとえば肉をとった場合のメリットは以下のとおりだ。

・脂質を含む（たんぱく質を有効利用することができる）
・ビタミンＢ群を含む（アミノ酸の代謝に必須）
・鉄や亜鉛を含む（重要なミネラルの供給源）

適度に脂質が含まれているため、その脂質がエネルギー源として使われる。だから摂取したたんぱく質は、体内で有効に使われるのだ。実際、たんぱく質は、同時に摂取したカロリーが高いほどその利用効率が高くなるというデータもある。また、肉にはビタミンＢ

群、鉄や亜鉛などといった有効な栄養素も含まれている。

これに対して、サプリメントとしてのプロテインは、その成分は純粋にアミノ酸が結合したたんぱく質のみである。脂質も糖質も含まないため、たんぱく質（アミノ酸）そのものがエネルギーとして使われてしまい、せっかく摂取したたんぱく質の利用効率が著しく下がってしまう。さらにはビタミンB群も消費されてしまうし、ミネラルも含まれていない。

つまり、効率よくプロテインを摂取しているようで、結果として効率が悪いとり方になってしまうのだ。プロテインをとるなら、ビタミンB群やミネラルも上手に合わせてとる必要がある。

## たんぱく質は食いだめができない

日本人の食事摂取基準によると、1日のたんぱく質の推奨量は65歳以上の男性で60g、女性で50gとなっているが、実際は必要なたんぱく質量は人によって違う。

体重で見た場合の1日に必要なたんぱく質の摂取量は、以下のとおりである。

①65歳以上＝体重×１・06ｇ
②65歳以下＝体重×０・９ｇ
③運動、筋トレの習慣がある＝体重×１・62ｇ

注目してほしいのは、①と②である。65歳以上の人のほうが、65歳以下よりもたんぱく質の量が多くなっている。つまり、高齢者は若い人よりも多くたんぱく質をとる必要があるのだ。

さらに③を見ると、運動習慣がある人は、筋肉量を増やすために＋αのたんぱく質摂取が必要であることがわかる。これはフレイル予防でも同じだ。高齢者の場合、フレイル対策として、①に＋αしてたんぱく質摂取するのが望ましい。

私たちは日々、食事を取り込んで生きている。食べることで体を構成している１つひとつの細胞も維持されている。筋肉ももちろん、この細胞から構成されている。

この細胞を形づくっている物質は、日々入れ替わっている。その原材料になっているのが食べ物＝栄養だ。良質な栄養を送り込むこと、それがもっとも基本的な〝生命を維持する〟食べ方である。

栄養は摂取されるだけでなく、日々消費され入れ替わっている。新しく合成される過程を「同化」、消費や分解される過程を「異化」という。

体内では常に「同化」と「異化」を繰り返している。同化と異化のバランスが保たれていれば、細胞や臓器はいい状態に保たれるというわけである。摂取される栄養が不足してしまう状態、つまり異化>同化になってしまうと、摂取と消費のバランスが崩れ、病気や老化が引き起こされる。当然、脳の神経細胞にもダメージが及び、脳も栄養不足になる。

たんぱく質を例に考えてみよう。

食事としてたんぱく質を取り入れると、アミノ酸に分解され、エネルギーとして使われるか、または体内に取り込まれて体を形成する素となる。知っておいてほしいのは、食事からたんぱく質をとる、とらないにかかわらず、毎日一定量のたんぱく質は消費されてしまうということだ。

ダイエット中の女性でよく「腕や太ももが細くなった」と喜んでいる方がいるが、これは摂取するたんぱく質の量が足りないために、筋肉のたんぱく質が使われた結果であり、まさに異化＞同化の状態になっている状態だ。これでは、体は弱っていく一方だ。

しかも、たんぱく質は食いだめができない栄養素でもある。今日食べたから、明日は食べなくていいというわけにはいかず、毎日、しっかり摂取しないと不足してしまうのだ。

## 「朝のたんぱく質」が筋肉を増やす

「よし、今日からたんぱく質をたくさん食べよう！」

そう思った人は、ちょっと待ってほしい。たくさん摂取することも大切だが、もっと大切なのは、「いつ食べるか」ということだ。筋肉量を増やすには、運動ももちろん大事だが、たんぱく質をとることと、そのタイミングを知っておく必要がある。

筋肉量を増やすためには、筋肉が壊れたあとにたんぱく質を摂取することが重要だ。筋肉が壊れると、それを修復させるときに、筋繊維が太くなっていく。それが筋肉量を増やすコツなのだ。

「筋肉が壊れたあと」とは、言い換えれば、たんぱく質が「異化」されたということだ。

それは大きく分けて２つある。

１つが、運動や筋トレをしたあと。もう１つは、「糖新生《とうしんせい》」が行われたあとである。

運動や筋トレをしたあとに筋肉が壊れ、再構築されるときに筋肉量が増えるのは、イメージしやすいだろう。

もう1つの「糖新生」とは、飢餓状態のとき（絶食の時間が2時間を超えるとき）に血糖値（血液中のブドウ糖の濃度）が下がりすぎないように働く仕組みのことだ。私たちの体は、肝臓でブドウ糖を合成することで血糖を維持しているが、この際に材料となるのが筋肉にあるアミノ酸だ。だから糖新生が行われる、すなわち筋肉が壊されるというわけである。

糖新生がもっとも行われているのは、空腹状態が続くとき＝睡眠中だ。つまり、たんぱく質をとるなら、朝がおすすめということになる。

とはいえ、朝食はパンとコーヒーだけ、フルーツだけ、もっと言えば朝食をとらない人も多いため、朝から十分な量のたんぱく質をとっている人は非常に少ないのが現実だ。たとえばいつもの朝食にゆで卵を加える、納豆に卵を入れる、焼き魚に豆腐の味噌汁、豆乳を飲む、などの工夫をしてみよう。このとき、植物性たんぱく質と動物性たんぱく質をバランスよくとることもポイントだ。

〝朝たんぱく〟が効果的なことを示す興味深い実験がある。立命館大学スポーツ健康科学部の藤田聡教授らが大学生26人に行ったもので、週３回のトレーニングに加え、Ａグループには夕食に15ｇのたんぱく質を、Ｂグループには夕食に15ｇのたんぱく質を与えたところ、〝朝たんぱく〟のＢグループの筋肉量が40％も多く増えていたという。

なお、成長ホルモンが多く分泌されている時間帯にたんぱく質があると、筋肉がつくられやすいともいわれている。成長ホルモンが多く分泌されるのは夜中の１～３時頃なので、食べすぎない程度に寝る前に少量たんぱく質をとるのもいいだろう。

## 老化に歯止めをかける「オーソモレキュラー療法」

老化は栄養不足によって加速する。だから、必要な栄養を補うオーソモレキュラー療法を行えば、老化に歯止めをかけることができる。

ではなぜ、オーソモレキュラー療法が有効なのか。それを説明する前に、まず、オーソモレキュラー療法という治療法が生まれた経緯を見ていくことにしよう。

オーソモレキュラー療法は、精神疾患の治療法として確立された。創始者の１人であるカナダ人のエイブラム・ホッファー博士は、生化学者として栄養やビタミンの研究をしたのちに医学教育を受け、１９４９年に医師免許を取得し精神科医となった。その当時、北米ではナイアシン（ビタミンB3）の欠乏症であるペラグラが蔓延《まんえん》していた。ペラグラは進行すると不眠、抑うつ、幻覚などの精神症状が起こる。もともとビタミンを専門とする生化学者であったホッファー博士は、多くの精神疾患や精神症状の発症には、ビタミンをはじめとする栄養素の不足が関係していることを疑い、研究を重ねたのである。

この考えは現在でも行われている投薬を中心とする精神疾患へのアプローチとはまったく違う、きわめて斬新なものだった。一般的な精神疾患の診断は、患者が訴える症状によって行われる。脳のなかで起きている物質の変化に目を向けることはないのだ。

博士は自分の考えが正しいことを証明するため、研究を進め、ナイアシン（ビタミンB3）を中心とした治療が、統合失調症に確かな効果を上げることを突き止めた。研究結果は『How to Live with Schizophrenia』（統合失調症とどう生きていくか）のタイトルで発表されたが、従来の治療法に固執する頑迷な医学界がそれを受け入れるわけもなく、「異端者」の烙印《らくいん》が押された博士は、学会を追われるのである。

ホッファー博士は、不安や抑うつなどの精神症状に悩む多くのがん患者へも、オーソモレキュラー療法を続けた。その結果、博士が受け持っているがん患者の多くが、ほかの患者に比べ元気で長生きすることが明らかになったのだ。その後研究が進み、オーソモレキュラー療法が多くの種類のがんの進行を遅らせ生存期間を著しく延長させることが確認され、それ以降、がん治療にオーソモレキュラー療法が積極的に取り入れられるようになっている。この考え方は、現在世界中で行われている、がんに対する高濃度ビタミンC点滴療法につながっている。

当時の医学界が認めようとしなかった、ホッファー博士の理論にただ1人共感したのが、ライナス・ポーリング博士だった。化学賞、平和賞という2つのノーベル賞受賞者であるポーリング博士もまた、病気の予防、治療には体を分子レベルから考えていく必要があることを主張していたのだ。博士はビタミンをはじめとする栄養素（分子矯正物質）を使うことの有効性を訴えていたが、その声は猛反発の嵐にさらされていたのである。

2人の「異端者」は逆風のなかで出会い、交流を深めていった。ポーリング博士はホッファー博士の研究発表を受け、新たな病気予防、治療の考え方を提唱する。「分子整合栄養医学」である。

分子整合栄養医学に基づくオーソモレキュラー療法でもっとも特徴的なのは、私たちの体は食べ物によってその生命を維持している、ということを前提にしている点にある。

ホッファー博士がはじめての患者に対して、まず、「あなたは今まで、どんなものを食べてきましたか？」とたずねるのは、まさに食べ物こそが問題だからだ。実際、私たちの体の状態は食べ物によって決まる。

体中の臓器が必要とする栄養を供給しているのは食べ物である。だから、食べているものが種類、量、バランスといった面で理想的なものであれば、体も理想的な状態になるはずなのだ。

体には37兆個もの細胞があるわけだが、健康であるためには、その細胞の1つひとつの状態がよく、持っている機能を十分に発揮する必要がある。そのカギを握っているのが細胞膜である。細胞膜がよい状態なら、細胞の形も正常に保たれ、細胞間の情報伝達もスムーズに行われる。

その細胞膜は食べ物によって供給される脂肪酸からできている。つまり、細胞膜の状態をよくしようとするなら、質のいい脂肪をバランスよくとる食事をすればいい。そうすることで、細胞膜の脂肪酸の割合が変わり、細胞膜が生まれ変わって、細胞そのものがよい状態になるのである。

ただし食事だけでは、細胞膜をはじめ、細胞全体を活性化させるために必要な栄養はなかなかカバーできない。そこで、不足している栄養をサプリメントで補おうとするのが、オーソモレキュラー療法の考え方だ。

なぜオーソモレキュラー療法が有効なのか、おわかりいただけただろうか。体の〝原点〟である細胞に働きかける……その一点がほかの治療法との大きな違いであり、オーソモレキュラー療法の有効性を示すものなのだ。

ここで老化と細胞との関係を思い出してほしい。脳の老化も、体の老化も、細胞の機能低下によって起きている。とすれば、老化防止の決め手は、細胞の機能を高めることにある。その方法こそ、オーソモレキュラー療法なのである。

オーソモレキュラー療法を確立する両輪となったホッファー博士とポーリング博士は、日常生活でも栄養療法の優れた実践者だった。私はホッファー博士とは4年間ほどおつきあいをさせていただいたが、お会いするたびに、そのかくしゃくたる風情に圧倒された。91歳で亡くなられる1年前に自宅にお邪魔したときも、自分で車を運転してダウンタウンのスーパーマーケットに買い物にも行き、料理もつくる、という話をしておられた。仕事の面でもインターネットで常に新しい文献に目を通しておられたようだ。

補聴器もメガネも使わず、肌は90歳とは思えないほどきれいだった。一緒に食事をする機会があったが、大きなラムステーキをペロリと平らげる健啖家《けんたんか》ぶりを見せつけられたのである。

サプリメントは、酸化を引き起こすフリーラジカル（第3章で後述する）を消す作用があるものを積極的に飲んでおられたが、食事と相まって、それが老化をはね返す原動力になっていたのは間違いない。

ポーリング博士も93歳で亡くなる直前まで、現役として仕事をされていたという。とにかく、ビタミンCは絶えず飲んでおられたと聞く。これもフリーラジカル撃退の作用のあるサプリメントだ。

オーソモレキュラー療法で老化を寄せつけず、最後まで実りある日々を送られたお2人。見事な人生だった、と思う。

## 人は105歳まで生きられる

2021年の日本人の平均寿命は、男性81・47歳、女性87・57歳。日本は世界に冠たる長寿国と言えるだろう。しかし、数字の高さをいたずらに喜んではいられない。平均寿命と健康寿命（医療・介護に依存せず自立した生活を送れる期間）のあいだには、男性で約9年、女性で約12年もの差がある（2019年、厚生労働省調べ）。

脳も体も健康であってはじめて、長寿は幸せにつながる。では、人はどれくらいの年齢まで健康で生きられるのだろうか。ライナス・ポーリング博士はこう言っている。

「最適な栄養を摂取すれば、平均寿命が１０５歳になる」

もちろん、ポーリング博士が想定しているのは、十分に動ける体と明晰《めいせき》な頭脳を持った１０５歳だ。その条件が「最適な栄養を摂取する」ことだ、と博士は指摘しているのである。

「そうか、食事にきちんと配慮していれば、１００歳超えも可能なんだ」

ちょっと待ってほしい。栄養の供給源が食事であることは間違いないし、食事に注意を払う必要は、もちろんある。しかし残念ながら、それだけで最適な栄養は摂取できない。現代人の食事は、たとえ理想に近いものであっても、最適な栄養という点から見れば、十分とは言えないのである。

ポーリング博士の言葉は、人には本来、１０５歳まで体の機能をいい状態に保てる能力が備わっている、ということを指摘するものだ。しかし、世界的な長寿国である日本でさえ、平均寿命は80代。これは、備わっている能力を活かしきっていない、ということである。なぜ、活かしきれないかは明らかだ。ポーリング博士があげた最適な栄養を摂取する、という条件を、残念ながら食事だけでは満たせていないからである。

現代人の食事の最大の問題点は、カロリー過多で、ビタミン、ミネラルが不足していることだ。食事内容を変えればもちろん改善はできるが、それでも最適の栄養には、到底追いつかない。「不足を補う」ことは不可欠なのである。

ポーリング博士は、ビタミンCの最適な量を補うだけで、平均寿命が5～6歳は延びる、と断言している。栄養という視点から、今一度長寿を見直すべきである。

栄養素を補って最適な栄養状態に近づけることが、「健康で長生き」を実現させるだけでなく、老化を防ぐことにもつながるのは言うまでもない。現在の70代、80代の平均的なイメージは、大きく変わることになるはずだ。たとえば、

「70代になって時間もできたから、テニスでもはじめるか」

「80代から英会話を習うのも悪くないね」

といった会話があたり前のように交わされるようになっても、けっして不思議はない。脳も体も、最適の栄養と歩調を合わせていけば、想像をはるかに超える可能性を秘めているのである。

## 細胞は常に生まれ変わっている

前に、私たちの体では、細胞をつくっている物質が常に入れ替わっていると述べた。しかし、その入れ替わりによって細胞の形が変わることはない。

川の流れを思い浮かべてほしい。川はいつも同じ流れのように見えるが、そこを流れている水は常に入れ替わり、一瞬として同じ水が流れることはない。常に水が入れ替わりながら、同じように見えているのだ。こうした状態を「動的平衡《どうてきへいこう》」が保たれているというが、細胞でもまったく同じことが起きているのである。

たとえば、脳の神経細胞で考えてみると、神経細胞は胎内にいるうちからつくられはじめ、生後2歳くらいまでのあいだに急速に数を増やしていく。脳自体も大きくなっていくわけだが、それも6歳くらいがピークで、その後、数は減っていく、とされている。

その神経細胞の膜をつくっているのは、脂肪やたんぱく質、コリン、セリンなどの物質だが、細胞がつくられてからずっと、それらの物質は入れ替わりを繰り返しているのだ。だから、入れ替わる物質次第で細胞も変わるのである。

「魚を食べると頭がよくなる」という話を聞いたことがあるだろう。たしかに、魚の脂に含まれるDHA（ドコサヘキサエン酸）には記憶力を高める効果があるといわれている。そのメカニズムはこうだ。

魚の脂をとり続けていると、だんだん細胞膜をつくっている脂肪酸が、魚の脂に含まれるDHAやEPA（エイコサペンタエン酸）などの脂肪酸に置き換えられるようになる。つまり、細胞膜の脂が、魚の脂と入れ替わるわけだ。その結果、細胞の機能が上がり、記憶力アップということにもつながっていくのである。

逆に悪い脂ばかりとっていれば、細胞膜の脂も悪いものになり、細胞の機能は低下することにもなる。入れ替わる物質の〝質〟を上げることが大切なのだ。

言うまでもないが、細胞膜も細胞も、それをつくる物質は食べ物（栄養）から供給される。供給された栄養は分解（異化）され、必要なところで使われて排泄される。

しかし、その流れとは別に、使われたあとに再び合成（同化）される流れもあるのだ。子どもの頃は、夏にできた日焼けも秋の終わりには消えはじめ、冬には元通りになる。ところが大人になると、日焼けが消えにくくなるだけでなく、とくに色素沈着やシミとなって長期間残るようになる。新しい皮膚をつくり元の肌色になる過程も、再合成（同化）ということができる。

**図4　老化とアンチエイジングの関係**

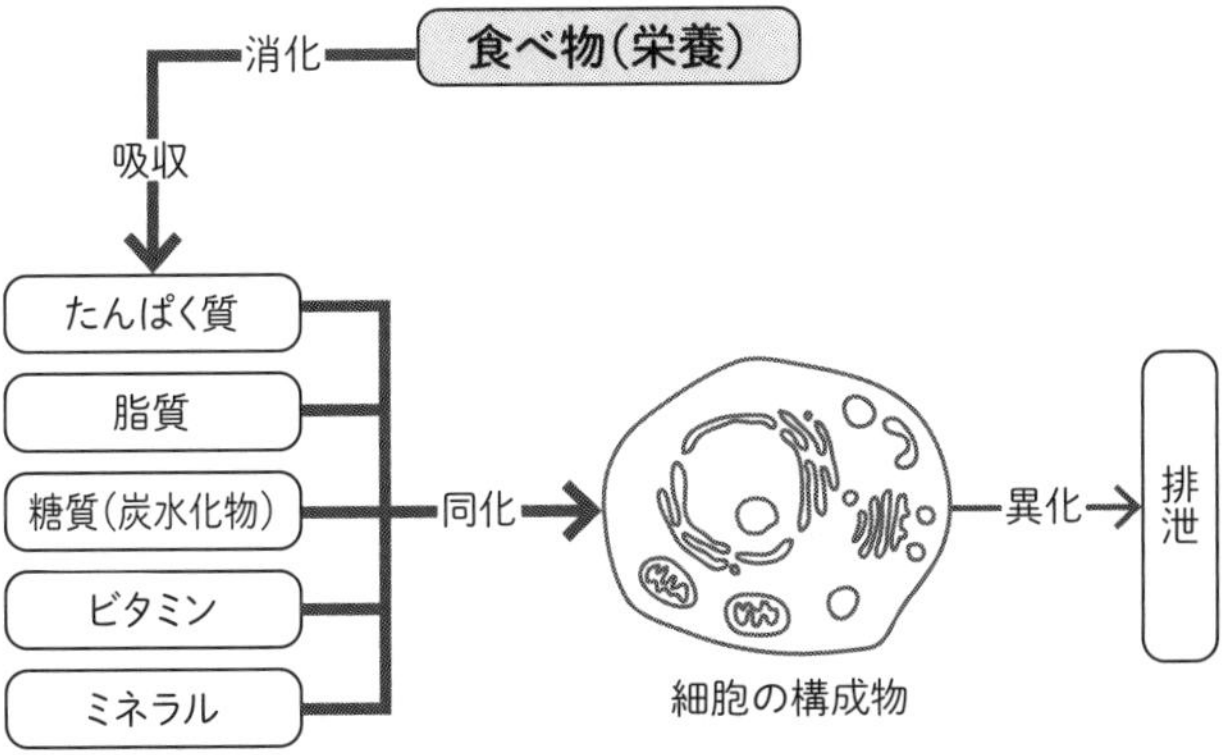


**同化＝異化**　細胞の機能は一定

**同化＜異化**　細胞の機能低下＝老化

**同化＞異化**　細胞の機能アップ＝アンチエイジング

先にも触れたが、この「異化」と「同化」のバランスが重要だ。両者のあいだには、こんな相関関係が成立する。

・同化と異化がイコールであれば、細胞の「機能は一定」
・同化が異化を下回れば、「機能は低下する」
・同化が異化を上回れば、「機能は高まる」

つまり、同化と異化を同じレベルに保てば、細胞の機能は一定の状態に保たれるわけだから、老化は防止できるし、同化が異化を上回る状態にもっていけば、細胞の機能は上がり、アンチエイジングが可能になるのである。

同化パワーを高めるには、いい栄養を十分にとること以外にない。

## 脳の老化と体の老化の違い

老化と言ったら、「体の老化」を思い浮かべるだろうか、それとも「脳の老化」を思い浮かべるだろうか。

「足腰が弱った、皮膚がたるんできた」ことに注目すれば「体の老化」であろうし、「体は元気だけど、物忘れがひどくなった」ことに注目すれば、「脳の老化」となるだろう。

当然ながら、答えには個人差がありそうだ。もちろん、年齢とともに体も脳も老化する。しかし、老化のタイプが違う。なぜかというと、体の細胞と脳の細胞には大きな違いがあるからだ。

体の細胞は1個が2個に、さらにそれぞれがまた2個にというふうに、分裂を繰り返している。元の細胞はある期間が経つと死ぬ。1日に死ぬ細胞は全体の約200分の1といわれるが、それを分裂した細胞で補っているわけだ。だから、臓器は一定の形態に保たれているし、分裂した細胞に機能が受け渡されるため、臓器の機能も維持されるのである。

細胞は、酸素や栄養を血液によって供給されることで、その機能を維持している。そこで重要な役割を果たしているのが血管だ。血管が細くなったり、血流が悪くなったりして酸素や栄養の供給がうまくいかないと、細胞はもちろん、臓器の機能も落ちていく。つまり、血管の老化＝体の老化と考えることができる。

一方、脳の細胞は基本的には脳の神経細胞が壊れたら分裂して再生するということができない。それでは機能が維持できないように思うかもしれないが、もちろん、機能は維持される。

脳の神経細胞は複雑な形をしている。細胞本体からたくさん〝手〟が出ているし、軸索《じくさく》と呼ばれる長い腕があり、その先端も枝分かれしている。これらを使ってほかの神経細胞とのあいだにネットワークを形成しているのだ。

仮に細胞が死んでも、その周辺の細胞の枝が増え、互いに手を結び（シナプス）、新たなネットワークが形成されて機能は保持される。体細胞が分裂再生で機能を守るのに対して、神経細胞は「手をつなぐ」ことによって、それを行っているのである。それができなくなるとき、あるいは神経細胞自体が減少したとき、脳は衰えていく。つまり、脳の老化とは、神経細胞のネットワークの減少なのである。

また、脳の老化でもっとも気になるのが認知症だろう。高齢者はもちろん、最近では40代、50代の認知症も話題になっている。

アルツハイマー型認知症には、共通する所見がある。アルツハイマーを患って亡くなった人の脳を解剖すると、リポフスチンと呼ばれる色素沈着が見られるのだ。高齢者の皮膚に老人斑というシミが見られるのはよく知られるところだが、脳にもそれができているのである。実は、その老人斑はフリーラジカル（脳のサビ）によってできる。つまり、アルツハイマー型認知症には、フリーラジカルがかかわっている可能性が非常に高いのだ。

## 〝刺激と栄養〟がいつまでも老けない脳をつくる

グリア細胞という名前を聞いたことがあるだろうか。最近流行っている数独やナンプレ、パズルなどのいわゆる「脳トレ」によって活性化されるのが、このグリア細胞だ。

グリア細胞は脳の神経細胞につながっていて、神経細胞に栄養を供給したり、傷ついた神経細胞を修復したりしている。

神経細胞が変成したり、壊死《えし》したりして壊れると、それまでつくっていた情報伝達のネットワークが崩れる。しかし、その機能を維持するために、残った神経細胞の樹状突起《じゅじょうとっき》が手を伸ばし、別のネットワークをつくろうとするのだ。

通常、壊れた神経細胞は再生しないのだが、このように新たなネットワークがつくられることによって、脳の機能は維持されるのである。これが、脳の「可塑性《かそせい》」だ。その主役を務めているのが、グリア細胞なのである。

グリア細胞は神経細胞の状態をウォッチし、異変が起きれば、互いに情報をやりとりして、失われた機能を回復させるべく、神経細胞同士が手をつなぐ（新ネットワークをつくる）のを助けるのである。

　また、グリア細胞が活発に働いていると、ネットワークはどんどん増えていく。ネットワークが増えるとどうなるのか？　記憶力が増すのである。老化の典型的な症状は記憶力の衰えだが、それを防ぐためにも、グリア細胞が活発に働くということが、大きなポイントになる。

　しかも、基本的に再生しない神経細胞と違って、グリア細胞はどんどんつくられ、一生増殖を続ける。脳の神経細胞は千数百億個あるとされるが、グリア細胞はそれ以上あって、常に神経細胞の不測の事態に備えているのである。先ほど体の老化と脳の老化の違いについて説明したが、脳の老化を防ぐのは、このグリア細胞の働きが深くかかわっているのだ。

　グリア細胞は、脳トレに代表されるような知的な情報による脳への刺激によって、活発に活動するようになる。また、失ってしまった神経細胞は、運動＝エクササイズによって新しく生まれる。脳の老化を防ぐためには、脳を「栄養不足」にしないことに加え、脳に対しいつも刺激を与えることが重要なのだ。

## 老化を進める2つの原因

ここで改めて、そもそも老化とは何かということについて、一応の定義をしておこう。医学的には、「年々歳を重ねていく加齢とともに、体の臓器の機能が低下して、ホメオスタシスの維持が困難になり、死に至る過程」を老化としている。

何やらさっぱりわからない、というのが大半の印象かもしれない。嚙み砕いて説明すると、ホメオスタシスというのは生体恒常性のことで、体の内部や外部に変化が起きても、体を一定の状態に保とうとする働きのことだ。

たとえば、私たちの体温は一定に保たれている。これは、体温が高いときには発汗や皮膚の血管を広げることで体温を下げようとし、体温が低いときにはふるえるなどして体温を上げようとする働きが備わっているからである。この働きが生体恒常性、ホメオスタシスだ。

体温だけではない。血圧や体液の浸透圧、病原体やウイルスの排除、傷の回復といった、体全体の機能にホメオスタシスはかかわっている。

つまり、健康でいるための要《かなめ》でもあり、もっと言えば、生命を維持するための要でもあるのが、ホメオスタシスなのだ。そのシステムに支障が起きて、体のあちこちにトラブルが生じ、やがては死ぬという、その過程を老化と定義しているわけだ。

老化に伴ってあらわれるさまざまな症状は、ホメオスタシスが衰えたこと、維持できなくなったことによって生じていると言っていい。

では、老化はどんなメカニズムで起きるのだろうか。いくつかの考え方があるが、大きく分けて「糖化」「酸化」の2つがある。それぞれ説明しよう。

## ①糖化

糖化とは、グルコース、フルクトースなどの単糖類が体内のたんぱく質とくっついてしまう反応のことをいう。ひと言で言えば、「体がこげること」である。

糖はもともと、体内にあるたんぱく質に取りつく性質を持っている。グルコースやフルクトースの濃度が上がれば必ず起こる反応なので、私たちが生きているかぎり、避けることはできない。

糖がたんぱく質とくっつくと、元のたんぱく質の機能を落とすか、機能そのものをなくしてしまう。糖化が進めば体の機能も落ちる。つまり、老化がどんどん進んでしまうことになる。

## ②酸化（フリーラジカル説）

糖化が「体がこげること」であるとすれば、酸化は、「体がサビること」だ。

フリーラジカル説は、米ネブラスカ大学のデンハム・ハーマン博士によって提唱された説だ。フリーラジカルとは、自由に動き回る電子を持った原子、または分子のことだ。普通、原子は原子核を中心に、そのまわりを電子が回っている構造をしている。電子は１つの軌道に２個ずつあるのだが、なかには１個しかなく、ペアを組めない電子（不対電子）も生じる。この不対電子を持つ原子、あるいは分子がフリーラジカルである。

電子はペアになった状態のときは安定している。一方、ペアを組めないフリーラジカルは不安定なため、体内の細胞を駆けめぐり、ほかの分子から電子を奪って安定しようとするのだ。電子を奪われた分子は破壊され、酸化される。

この酸化作用がフリーラジカルの〝悪さ〟の元凶。鉄が酸化するとサビるように、私たちの体の細胞も酸化によってダメージを受け、サビてしまい、持っている機能を十分に果たせなくなる。こうしたメカニズムによって老化が起きるとするのが、フリーラジカル説である。

この章では①の「糖化」について説明していく。「酸化」については、第3章で解説する。

## 老化の原因物質「AGEs」とは何か

糖化が進むと、最終的に「AGEs《エージス》（終末糖化産物）」という物質に転換してしまう。

AGEsとは、たんぱく質と糖が加熱されてできた物質であり、いわば劣化してしまったたんぱく質のことをいう。強い毒性を持っていて、老化を進めてしまう原因物質だ。しかも厄介なのは、一度できると、もはや元に戻すことはできなくなってしまうことだ。

私たちの体は髪、皮膚、爪、筋肉、内臓、血管、歯、骨の一部、酵素やホルモンまで、たんぱく質でできている。人体において、水分と脂肪以外はたんぱく質からつくられていると言っても過言ではないだろう。

だから糖が入ってきて体温の熱が加われば、体内のいたるところで糖化が起きる。そしてＡＧＥｓが血管に蓄積すると血管は傷つき心筋梗塞や脳梗塞に、皮膚に蓄積すればシミやシワに、骨に蓄積すれば骨もろくなり骨粗鬆症《こつそしょうしょう》に、目に蓄積すれば白内障につながる。さらに言えば、脳内神経伝達物質にも影響を与え、認知症や精神疾患につながってしまうこともあるのだ。

しかもたちが悪いのは、ＡＧＥｓが生じる過程で、ＡＧＥｓ自体が酸化を促す活性酸素（後述）をも発生させてしまう。糖化が起こり、ＡＧＥｓが生成されてしまうと、糖化と酸化という、老化の２大原因のダブルパンチを食らうことになるのだ。

## 体内でＡＧＥｓを増やす「血糖値スパイク」

厄介なのは、体内の糖の濃度が高ければ高いほど、糖化が進むことだ。だから血糖値が上がれば、それだけ糖化が進むことになる。

血糖値が高い状態が続けば糖化が進むが、血糖値が低いからといって進まないわけではない。低ければ低いなりに進む、と言えばいいだろうか。なぜなら、糖化は濃度によって影響されるからである。

糖化と糖の濃度の関係を、ホットケーキにたとえてみよう。ホットケーキを焼くと、茶色くなる。これはメイラード反応といい、たんぱく質などが酵素に頼らずに糖と結合した状態だ。これはまさに、糖化そのものだ。ホットケーキが茶色くなるのは、材料の小麦粉や卵のたんぱく質が糖と結びつき、加熱によって糖化された結果なのだ。

メイラード反応は、ホットケーキの粉に含まれる砂糖の量が多ければ多いほど、茶色くなる。逆に、砂糖が入っていないホットケーキは焼いても茶色くならないのである。糖化が糖の濃度に依存していることがよくわかる例だ。

私たちの体も同じで、糖化を防ぐには、体内の糖の濃度を高くしないことがポイントとなる。

体内の糖の量を知る目安が、血糖値である。

血糖値は、通常はホルモンによって調整されて一定の範囲に収まっている。食後は誰でも血糖値は上がるが、膵臓《すいぞう》からインスリンというホルモンが分泌されることで適正な値に下がる。

逆に、血糖値が低くなると、アドレナリン、ノルアドレナリン、コルチゾールといったホルモンが働いて、その濃度を上げて常に適正に保っている。これらの反応によって、血

## 図5　正常な血糖曲線

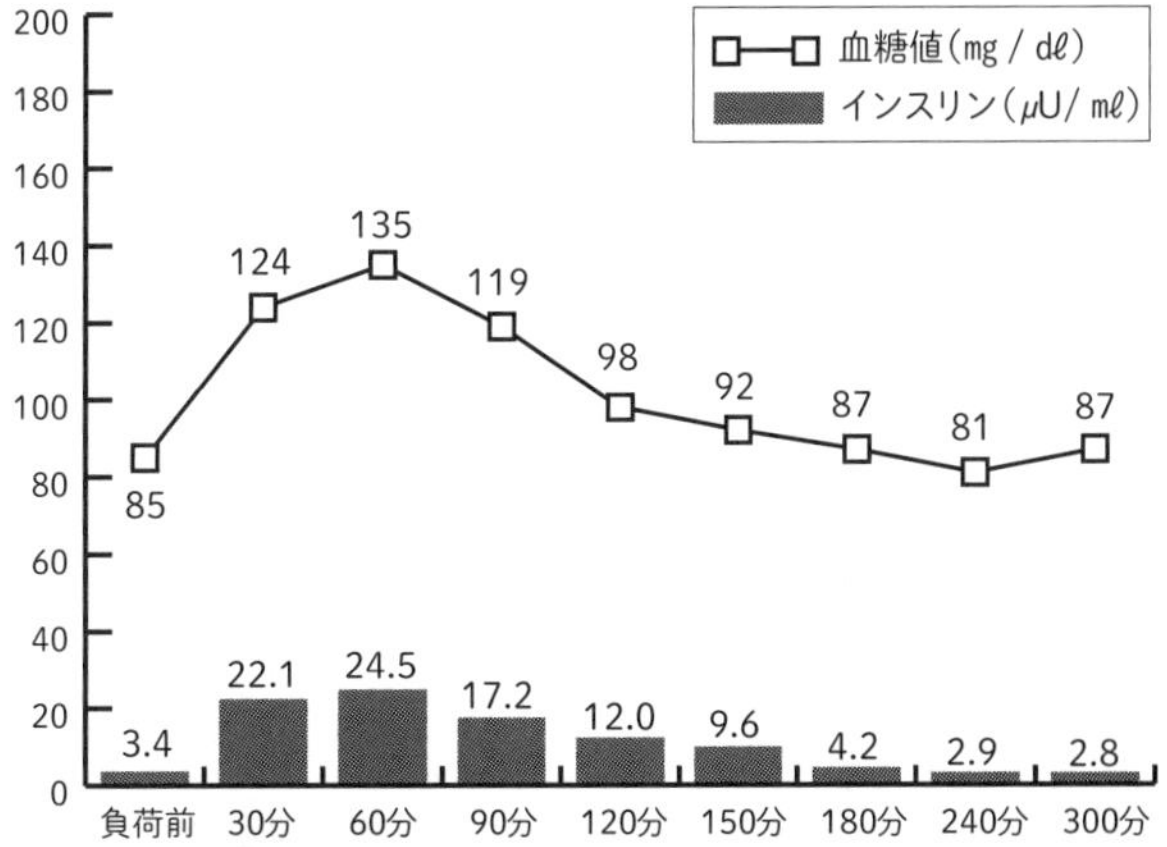


ブドウ糖を摂取後、5時間の変化を見たもの。血糖値は負荷前の空腹時血糖よりも下がることはない。

## 「血糖値スパイク」の血糖曲線（例）

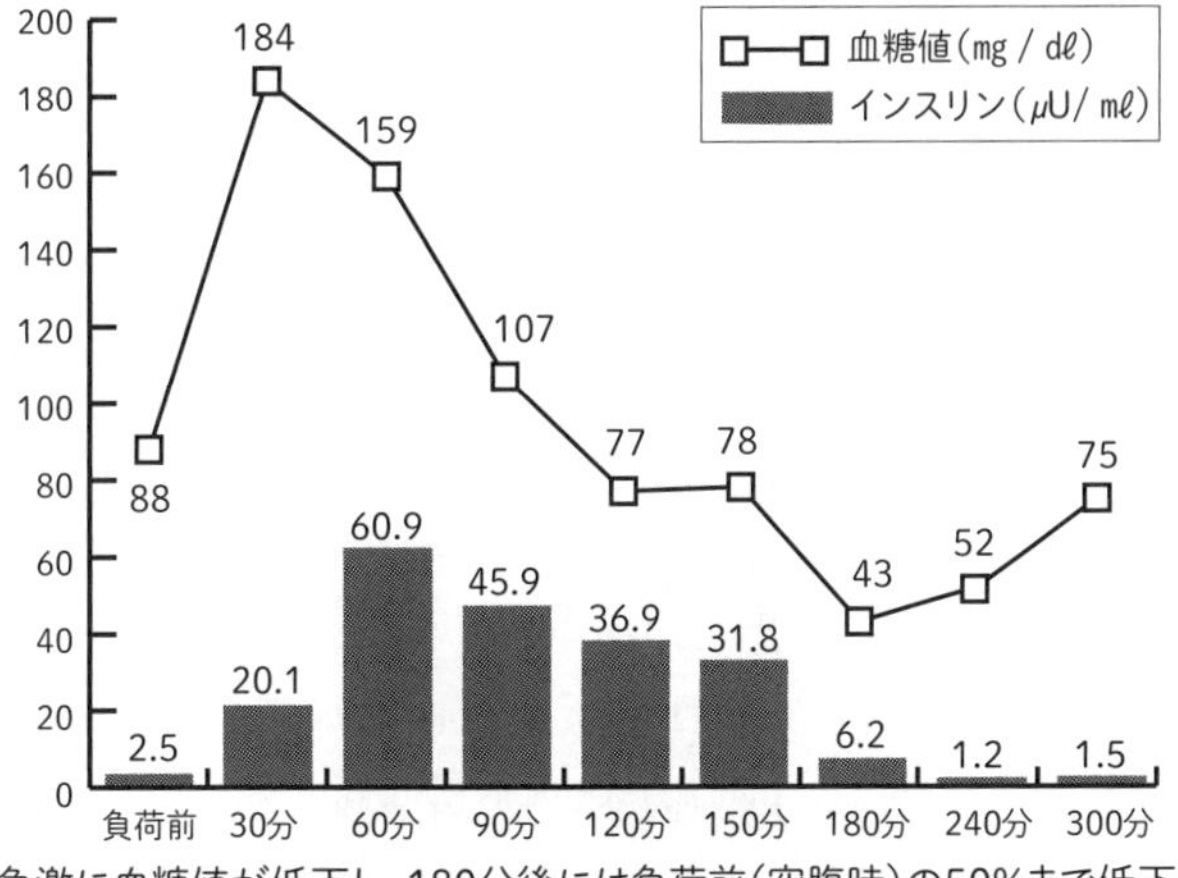


急激に血糖値が低下し、180分後には負荷前（空腹時）の50％まで低下している。このような血糖値の乱高下が起こるのが「血糖値スパイク」。

糖値は食後にゆるやかに上がり、その後ゆるやかに下がって、3～4時間後には空腹時とほぼ同じ数値になるのが、正常な変化である。

血糖値が高い状態が続くのが糖尿病だが、実は糖尿病の診断を受けていなくても、食後の血糖値の正常な変化が見られず、激しい血糖値の急上昇・急降下を繰り返している人がいることがわかってきた。これは「血糖値スパイク（食後高血糖）」といわれる。健康診断などで行われているのは空腹時血糖の測定のため、本人も気づかないまま、血糖値スパイクを起こしている人は多い。

血糖値の乱高下は自律神経も乱すため、体と心の不調も引き起こす。何より問題なのは、体内の糖の濃度が高い状態が続くため、糖化が一気に進んでしまうことだ。これが常態化し、ＡＧＥｓが蓄積されていけば、老化は進み、糖尿病はもちろん、動脈硬化から起こる心筋梗塞、脳梗塞、そしてがんや認知症から精神疾患まで、あらゆる病気の元凶になってしまう。これを防ぐには、血糖値を上げない食べ方をすることがポイントなのだ。

## コラーゲンの糖化で、骨の老化が進む

よく耳にするコラーゲンも、実はたんぱく質の一種である。

コラーゲンは糖化を受けやすいたんぱく質の代表格だ。そのため、コラーゲンを多く含む骨や皮膚も、糖化の影響を非常に受けやすい。しかも骨基質成分中の90％以上はコラーゲンが占めている。だから、骨は非常に糖化しやすい。糖化が起こってＡＧＥｓが蓄積されると、骨はもろくなる。当然、骨粗鬆症があれば糖化によって骨析のリスクが上がる。

骨粗鬆症は、加齢とともに骨密度が低くなり、骨がスカスカになることで骨折しやすくなる。最近、整形外科医のあいだで骨粗鬆症の有無にかかわらず、骨折してしまう人がいることが話題になっている。骨の丈夫さは、カルシウムの量、つまり骨量だけでなく、衝撃を吸収するしなやかさも必要だ。骨のしなやかさが骨質である。骨の老化というと骨粗鬆症が注目されがちだが、〝骨質〟も重要なポイントで、糖化が進むとこの骨質が悪くなるのである。

糖化した骨を鉄筋コンクリートにたとえるなら、折れる寸前のボロボロの鉄筋のようなものだ。骨密度が高いのに骨折が起こる理由は、糖化によってしなやかさが失われたからなのである。

ＡＧＥｓの1つであるペントシジンは、糖化の指標となっている。これによって骨質の糖化具合がわかるのだ。血中や尿中のペントシジンが高値であれば、糖化は進んでいることになる。骨折しやすい人は、ペントシジンが高値だという報告もある。

さらに軟骨組織もコラーゲンが多いため、糖化の影響を受けやすい。膝の軟骨が糖化すると、軟骨のやわらかさ＝クッション性が失われるため、膝関節痛が起こりやすくなる。そのほか、原因不明の関節痛なども、糖化がかかわっている可能性は高いと思われる。

つまり、糖質過多の食生活や、血糖値スパイクを頻繁《ひんぱん》に起こすような食生活を送っていれば、コラーゲンの糖化が進み、骨折や関節痛を招くかもしれないのである。

## 肌の老化も糖化のせいだった！

骨と並んで、皮膚もコラーゲンが多く含まれる部位だ。だから糖化が進めば当然、シミやシワ、たるみ、くすみ、肌荒れの原因になる。

肌の老化は、加齢や紫外線（活性酸素による酸化による老化）などが原因といわれることが多い。もちろんそれもあるが、糖化も肌老化の原因になる。

肌の糖化は、甘いものやご飯など、食事から摂取した糖分がたんぱく質と結合することによって起こる。コラーゲンが血中の余分な糖分と結合して糖化が起こり、ＡＧＥｓが蓄積すると、肌のハリや弾力、みずみずしさなどが失われ、シワやたるみの原因になるのだ。

実際、糖化が進んでいると、皮膚の弾力が下がるというデータもある。年齢とともに皮膚のＡＧＥｓは蓄積されていくことがわかっているが、これには個人差がある。

皮膚中のペントシジン量を、糖尿病患者と非糖尿病患者で比較したものでは、糖尿病患者のほうが、加齢とともに明らかにそのペントシジン量の増加率が多かった。しかもその増加率は、20歳頃から大きな差がついていく。非糖尿病患者が70歳くらいのときのペントシジン量と、糖尿病患者の40歳くらいのときのペントシジン量がほぼ同じという結果だったのだ。

「私は糖尿病ではないから大丈夫」と油断していてはいけない。先ほども触れた血糖値を上げやすい食べ方、あるいは血糖値スパイクの状態が続けば、誰でも糖化は進んでいくのである。

## 血管の老化にもかかわっている

ＡＧＥｓが血管に蓄積すると血管は傷つくと話したが、糖化によって、糖尿病ではないのに血管病変が起こってしまうことがある。

血管壁の内側にある内皮細胞にはＡＧＥｓ受容体があり、糖化による障害を容易に受けてしまうのだ。

糖化による血管障害は、微小血管障害の主たる原因と言える。だから糖化が進めば、やがて網膜の毛細血管がやられて糖尿病性網膜症になったり、腎臓の毛細血管がやられて糖尿病性腎症になったりすることがある。

さらにAGEsは、動脈硬化も促進させる。太い血管がやられれば心筋梗塞や脳梗塞に至ってしまい、命にかかわる病気にまで発展してしまう。

これが、血管障害をはじめ、糖尿病の合併症を起こすなど、あらゆる病気をつくる大きな原因となるのだ。

## 体だけでなく、脳も糖化の影響を受ける

それだけではない。AGEsは当然、脳にも影響を与える。平たく言えば、脳が糖化すると、その機能も落ちるのである。

その1つの例として、統合失調症と糖化との関係がある。

統合失調症は、幻覚や妄想が生じて思考が混乱したり、感情が不安定になったりしてしまう病気だ。基本的にその原因はいまだ不明である。

しかし２０１０年、通常の治療では改善しない難治性の統合失調症患者の２割が「カルボニルストレス性統合失調症」であることを示すデータが発表されたのだ。

カルボニルストレスとは、ＡＧＥｓが蓄積した状態のことをいう。統合失調症の患者さんたちには、先ほど出てきたＡＧＥｓの一種であるペントシジンの血中濃度のレベルが、健康な人に比べて高かったのである。

ペントシジンがつくられるのを防ぐ働きがあるのがビタミンB6であるが、やはりというべきか、統合失調症の患者さんのビタミンB6の血中濃度のレベルが、健康な人に比べて低下していたこともわかった。

今はまだ仮説の段階ではあるが、統合失調症に糖化が何らかの形でかかわっている可能性があるということだ。

もう１つは、認知症との関連だ。

アルツハイマー型認知症の原因として、脳の血管にアミロイドβ《ベータ》というたんぱく質が付着することはよく知られている。アミロイドβが脳の血管に蓄積すると、やがて神経細胞を死滅させ、アルツハイマー型認知症のリスクを高める。実はこのアミロイドβも、基本的には糖化されたたんぱく質なのだ。

また、糖化は血管にも影響を与えると述べたが、当然、脳の血管にも影響を与えるため、脳血管性認知症のリスクも上げてしまう。

つまり、血糖値が上がれば上がるほど糖化も進み、アルツハイマー型認知症や脳血管性認知症の発症リスクを上げてしまうのだ。

長らくアルツハイマー型認知症は加齢や遺伝によるものとされてきたが、認知症に生活習慣がかかわっていることは、もはや否定できない事実である。そしてその生活習慣の1つに、糖質の多い食生活があることは間違いないだろう。

## 糖化のサインを知る目安

ここまで読んで来られた方は、自分の糖化が進んでいないか気になるところだろう。

その1つのサインは、血糖値スパイクの有無だ。食後に高血糖状態になっているかは、自身の血糖値を測れば知ることができる。最近では、腕や腹部に装着する持続血糖モニターなども普及してきている。

ただ現実には、そこまでやるのはなかなか難しいだろう。自分で判断するための目安としては、ちょっと体重が増えた、体重変化はなくてもウエストが太くなった、といったことがあげられる。

「最近、どうもベルトがきつくなってきた……」

といった〝自覚症状〟があったら、糖質のとり方を見直してみてほしい。

ほかには、空腹時の血糖値が高くなってきたとき、あるいは糖尿病の気があると診断されたときも危険信号だ。糖尿病の診断にはヘモグロビンＡ１ｃという値が使われる。これはヘモグロビンという酸素を運搬するたんぱく質が糖化している割合を測定している。つまり糖尿病でヘモグロビンＡ１ｃが高値ということは、酸素を運搬できるヘモグロビンが減っているということになる。実は、これが上がりはじめた場合には、かなり糖化が進んでいると考えられる。また、すでに糖尿病を患っている人は、かなり糖化が進んでいると言える。

## 「グルテンフリー」は糖化も老化も防ぐ

グルテンとは、小麦などに含まれるたんぱく質の一種である。近年、このグルテンがさまざまな病気と関係していることが明らかになってきた。

グルテンを除去する食事法である「グルテンフリー」は欧米で広がり、今や日本でも多くの人が実践している。グルテンフリーの店や食品も、多く見かけるようになった。とくに美容や健康に関心の高い人のなかには、実践している人も多いのではないだろうか。

では、グルテンを含む食品にはどんなものがあるだろうか。

パン、パスタ、パンケーキ、ドーナツ、クッキー、うどん、ラーメン、シリアル、餃子の皮、フライや天ぷらなどの衣、カレーのルー……ざっとあげただけでもよく口にする食品のオンパレードだ。私たちの食生活は、グルテンに囲まれていると言ってもいいだろう。

グルテン自体の問題は、腸の粘膜に炎症を起こし、体中にさまざまなトラブルを招く引き金となることだ。腸の粘膜が荒れると、リーキーガット症候群を引き起こすことはすでに説明した。グルテンを過剰に摂取してリーキーガットになると、血糖値が上がりやすくなってしまう。つまり糖化を加速させてしまうのだ。

リーキーガットになると、細胞の隙間から有害物質が入りやすくなると述べたが、それだけではない。炎症をもたらす物質も粘膜を通って血液中に入るため、肝臓でも炎症を起こす。

私たちが食事をして血糖値が上がると、膵臓からインスリンというホルモンが分泌され、糖を肝臓に蓄えるよう働きかけることで、血糖値を下げている。しかし、肝臓が炎症を起こしていると、インスリンの効き具合が悪くなってしまい、血糖値が下がりにくくなってしまうのだ。

また、グルテンは脳にも影響を及ぼす。脳内で麻薬様物質に変化してしまうのだ。

実はグルテンのアミノ酸配列はモルヒネに似ており、脳の関所である血液脳関門を通過してしまう。それが脳のモルヒネ様受容体でキャッチされた結果、中毒症用やイライラ、幻覚や妄想を起こすこともある。

さらには、脳内神経伝達物質の発現も阻害してしまう。すると、記憶が曖昧《あいまい》になる、情緒不安定になる、うつになる、興奮しやすくなるといった症状を引き起こしてしまうのだ。

脳や体に悪影響を与えるグルテン＝小麦製品を控えることは、さまざまな不調を遠ざけることにもつながる。同時に、小麦製品は糖質が多く含まれるため、グルテンフリーは糖化を防ぎ、老化防止にも役立つのだ。

## 抗糖化栄養素を味方につける

ビタミンＢ群のなかでも、ビタミン$B_1$と$B_6$は、とくに糖化を抑制する作用が強いことがわかっている。逆に言えば、ビタミンＢ群不足は糖化を促進させてしまう。実際、糖尿病の人はビタミンB群が不足していることもわかっている。

これまでも、ビタミンB群が脳内神経伝達物質の合成に必須の栄養素であること、悪玉物質ホモシステインを消去する働きがあることなど、その重要性については説明してきた。なかでもビタミンB6は、体内でたんぱく質と糖が結合する初期の段階で、これを阻害する作用がある。糖化が進むことでAGEsがつくられるが、そのずっと前の初期段階で糖化を抑制してくれるという、すばらしい働きを持つ注目の栄養素なのだ。

統合失調症の患者さんはビタミンB6の血中濃度が低いと述べたが、ビタミンB6は脳の機能を保持するのに大事な作用をすることがわかっている。

さらには、骨折を予防する作用もある。先に、骨量が少ないわけではないのに骨折してしまうケースがあることを説明したが、AGEsの一種であるペントシジンの蓄積は、ビタミンB6によって防げるのだ。

ただし、何度も言っているように、ビタミンB6だけを摂取しても効果は期待できない。食材でとることはもちろん、サプリメントでとる場合にも、単体ではなく、ビタミンB群として複合的にとることがポイントだ。糖化を防ぐ食べ物としては、緑茶、甜茶《てんちゃ》、どくだみ茶などの飲み物のほか、まいたけなどのきのこ類、ブロッコリースプラウト、モロヘイヤなどが知られている。

糖化を防ぐには、糖質の摂取量や摂取方法を工夫し血糖値スパイクを起こさないように工夫するとともに、こうした「抗糖化」作用のある食材や栄養素をプラスしていくことが大切なのである。

# 第3章　脳と体を「酸化」から守る方法
## 若さの決め手は〝サビとり力〟にある

### 体内で一番サビやすい脳

老化の原因の1つに、酸化（フリーラジカル説）があるということはすでに触れた。

フリーラジカルの代表格が「活性酸素」と呼ばれるものだ。

「シミの原因が活性酸素」などと言われることから、女性は美肌の大敵として、活性酸素を知っているかもしれない。活性酸素は美肌を損なうだけではなく、さまざまな悪さをする。老化を引き起こすというのも、その1つだ。

活性酸素は、酸素を消費しているところで発生する。そう、もっともたくさん酸素を消費する脳は、実は大量の活性酸素の発生源なのである。

活性酸素に対抗する抗酸化については、さまざまなところで語られている。それをもっとも求めているのが、体内で際立って活性酸素が多い脳なのだ。

もちろん、抗酸化の手段を講じて、シミやそばかすから肌を守ることも大切だが、それ以上に脳の抗酸化対策は急務だ。

これまで、「抗酸化」については、体へのアプローチがよく知られていたが、脳についてはあまり言われてこなかったように思う。そこで本書では、とくに体内で一番酸化しやすい脳をターゲットにして、さまざまな抗酸化アプローチについて考えていきたい。それは同時に、体の老化を防ぐことにもつながるからだ。

## フリーラジカルと活性酸素の違い

「フリーラジカルの代表が活性酸素ということは、ほかにもフリーラジカルがあるの？」

フリーラジカルと活性酸素は、まったく同じものだと考えている人が少なくないようだ。しかし、この2つは違う。ここでその違いをまとめておくことにしよう。

物質をつくっている原子には原子核があって、その周囲の軌道を電子が回っている。1つの軌道の電子は通常ペアになっていて安定しているのだが、なかには電子が1個しかないものもある。

電子が1個（奇数個）では安定しない。そこで、なんとかほかから電子を奪おうとするわけだ。この電子が1個しかなく、強奪を得意とするのがフリーラジカルだ。電子を奪われた物質は、形が変わったり、機能を失ったりする。ここがフリーラジカルの厄介なところだ。

一方、活性酸素は、酸素を含む物質のなかで、とくに活性が強いものをいう。活性酸素のなかには、スーパーオキサイド、ヒドロキシラジカルと呼ばれる物質があるのだが、この2つは電子がペアになっていない（不対電子）。つまり、これらはフリーラジカルである。これに対して、過酸化水素、一重項酸素といった活性酸素は、不対電子を持っていないため、フリーラジカルではない。

整理すると、不対電子を持っている物質はすべてフリーラジカル。そのなかには、酸素の活性の強い活性酸素もある。そう覚えておけばいい。

ところで、フリーラジカル、活性酸素といえば、根っからの悪者というイメージが定着していないだろうか。いわゆる、「百害あって一利なし」というやつだ。しかし、フリーラジカルは、体にとって有益な役割も担っている。

たとえば、体のなかにウイルスや細菌が侵入する。それを迎え撃つのが白血球だが、白血球がウイルスや細菌を取り込んでも、それだけではウイルスも細菌も死なないのだ。そこで登場するのがフリーラジカル。白血球のなかでフリーラジカルが発生してはじめて、白血球はウイルスや細菌を退治できるのである。

活性酸素のほうも悪一辺倒ではない。母乳中に大量に含まれるキサンチンオキシダーゼという酵素は、母乳が空気に触れることによって活性酸素を発生させ、母乳に入り込む細菌に対して強力な殺菌作用を有するのである。

活性酸素を活用したがん治療も行われている。高濃度のビタミンCを点滴するというのがその療法だが、ビタミンCの点滴で過酸化水素という活性酸素を発生させるのだ。

正常な細胞にはカタラーゼという酵素があって、それが過酸化水素を消去する。一方、がん細胞はカタラーゼを持っていないため、この過酸化水素にやられてしまうのである。正常細胞にはなんら影響を与えず、がん細胞だけを殺す働きをする、こんな理想的な働きがビタミンCにはあるのだ。

ただし、カタラーゼという酵素はたんぱく質、鉄、ビタミンB群といった栄養が十分にないとうまく働かないため、栄養状態が悪い場合には、過酸化水素が正常細胞にも影響を及ぼす可能性はある、とされている。

このように、フリーラジカルや活性酸素は体にとって重要な働きをしている。問題は、それが消去できず、増えすぎてしまうことにある。老化防止という視点から考えなければならないのは、過剰なフリーラジカルや活性酸素が及ぼす悪影響と、いかに闘うかということである。

## 細胞の傷が病気や老化を招く

フリーラジカルに電子を奪われることによって、物質は大きく損傷される。糖やたんぱく質、脂質といった、体の基本となっている成分も、本来の機能が失われ、働けなくなるのだ。それが老化や病気の原因になるのは、言うまでもないだろう。

細胞も細胞膜がやられる。細胞膜は脂質やたんぱく質、糖質などからつくられているわけだが、それらが傷つけられてしまうのだ。その結果、細胞が持っている機能が低下したり、機能不全に陥ったりする。行き着く先は老化の促進、病気の発生である。

では、フリーラジカルの横暴な振る舞いを阻止するにはどうすればいいのか？　それをいつでも消せる力をつくり上げることだ。そう、抗酸化力を高めるのである。

そして抗酸化力を高めるには、食べ物を変える。それがもっとも確実で、有効な方法だ。抗酸化力を高め、フリーラジカルに対する万全の体制を整えることは、老化防止はもちろん、あらゆる病気対策の決め手と言える。がんや生活習慣病をはじめ、ほとんどの病気にフリーラジカルがかかわっているからだ。

## 生きているかぎり、活性酸素は発生する

酸素が使われてエネルギーがつくり出されているところには、必ず活性酸素が発生する。体内のエネルギー反応は生命活動の根幹である。つまり、生きているかぎり、活性酸素はつくられ続けるのである。

体内でもっとも多く発生する活性酸素は、スーパーオキサイドと呼ばれるものだ。これは不対電子を持つフリーラジカルで、非常に反応性に富んだ危険な活性酸素である。この活性酸素は、たとえば、細胞のなかにあるミトコンドリアという細胞内小器官でもつくられるのである。

酸素をたくさん必要とする臓器では、細胞1個のなかにミトコンドリアが数千個も存在していて、ここでは酸素とおもに糖質などを使ってエネルギーがつくられている。その反応によって水ができるのだが、そのうちほぼ1％くらいの割合で、酸素が活性酸素になってしまうのだ。

図6（91ページ）を見てほしい。スーパーオキサイドには、それを消去するＳＯＤ（ス

ーパーオキサイドディスムターゼ）という酵素が働く。しかし、そこで今度は過酸化水素という活性酸素が発生するのである。これはフリーラジカルではない活性酸素だ。

この過酸化水素を消すのがカタラーゼ、グルタチオンパーオキシダーゼという2つの酵素。これらの酵素によって過酸化水素は無害の水に変えられて処理される。ただし、その一部は細胞内の銅や鉄と反応して、ヒドロキシラジカルという活性酸素に変わる。これは細胞を傷つける強力なパワーを持った活性酸素だ。

もちろん、このヒドロキシラジカルにも〝消去部隊〟は出動する。グルタチオンというアミノ酸の化合物が主役で、それにビタミンC、ビタミンE、β-カロテンなどが脇役となり、それぞれが「スカベンジャー」と呼ばれる。

また、体内の酸素は紫外線によっても活性酸素になる。一重項酸素がそれ。この活性酸素は体内にある酵素では無害化できない。消去できるのはα-カロテン、β-カロテンだ。

このように私たちの体は、生きているだけで、活性酸素の脅威にさらされているのだ。その悪影響を断ち切るには、消去部隊であるスカベンジャーを充実させるほかはないのである。

## 図6　活性酸素の発生要因と消去する栄養素

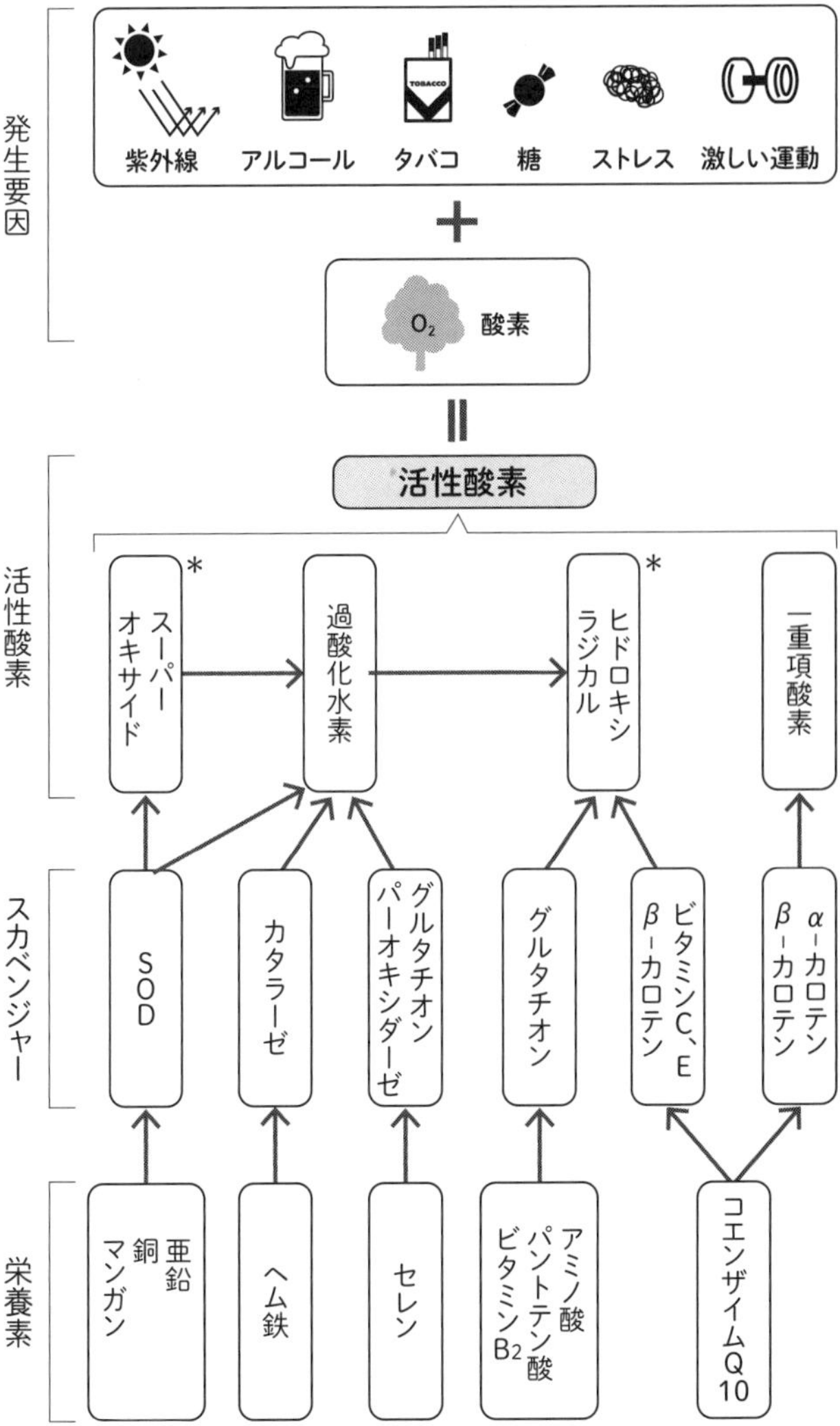


*印のものはフリーラジカル

## 糖化は酸化も引き起こす

第2章で、糖化によってＡＧＥｓができ、あらゆる悪さをすることは触れた。ＡＧＥｓは、それ自体が病気の引き金になる活性酸素を発生させてしまう。そのため、糖化が進み、ＡＧＥｓが蓄積されると、さらには酸化が起きてしまうのだ。

だから糖化が起きれば連鎖反応で酸化が起きることになり、糖化＋酸化で、ダブルで老化が進んでしまうことになる。

別の言い方をすれば、糖化と酸化が別々に起きたり、どちらか一方だけ起きたりすることはない。糖化が起きれば酸化が起き、その酸化が糖化を促進するという、負のループに陥るのだ。

活性酸素が発生されるままにしていれば、人間の体は病気になったり、老化が進んだりする一方だ。もちろんそれをそのまま放っておくわけではない。前項で説明したように、人間の体には、ＳＯＤなどの活性酸素を消す機能がちゃんと備わっている。

繰り返しになるが、ＳＯＤは酵素であり、活性酸素を分解し、消去する主役とも言える。酸化を防ぐ立役者でもあるのだが、実は酵素そのものもたんぱく質だから、血糖値スパイクが起こることで糖化が進めば、ＳＯＤの機能も落ちてしまう。すると、余計に活性酸素が発生してしまうのだ。

少々難しい話になるが、ＳＯＤの立体構造は、銅と亜鉛を含んでいる。この構造を保つことで、活性酸素を消去できる。ところが、ＳＯＤにグルコースなどの糖が結合してしまうと、その立体構造は崩れて、胴や亜鉛は飛び出してしまう。

厄介なのは、胴が裸の状態で飛び出してしまうと、悪玉の活性酸素をつくってしまうことだ。もとは活性酸素を消去してくれるという、〝正義の味方・ＳＯＤ〟が、組織を飛び出した結果、悪者になってしまうのである。

つまり、糖化が起こると活性酸素を発生させるだけでなく、活性酸素を消すことができないどころか、さらなる凶悪な活性酸素を発生させてしまう、ということになる。糖化はこのように、強力な活性酸素をつくる引き金になっているのだ。

さらに、糖質の過剰摂取により血糖値スパイクが起こると、活性酸素を消去するのに有効なスカベンジャーの１つ、ビタミンＣの力が低下してしまう。

これは、細胞のなかの糖を取り込む場所とビタミンＣを取り込む場所が、同じだからである。糖質が多い食事をすると、取り込むブドウ糖が多くなる。するとビタミンCを細胞に取り込むことができなくなってしまい、活性酸素を消去できなくなってしまう。

ビタミンCは抗酸化作用が非常に強い栄養素だ。だから、ビタミンCが不足するとダイレクトに活性酸素に対抗できなくなってしまう。結果、どんどん細胞の酸化が進んでしまうのだ。

糖化は酸化をつくり、酸化はさらなる糖化をつくる。そしてダブルで老化が促進されてしまうということを、肝に銘じておいてほしい。

## 活性酸素を増やす意外な生活習慣

ここで改めて活性酸素について説明しよう。活性酸素は、日常生活と深くかかわっている。誰にでも生活習慣があるものだが、それが知らず知らずのうちに活性酸素の発生を促しているケースも少なくないのである。

その典型が飲酒と喫煙だ。飲酒で体内に入ったアルコールは肝臓で分解されるが、その分解過程で大量の活性酸素が発生する。タバコはニコチンの含有量ばかりが注目されているが、ニコチンの量に関係なく、大量の活性酸素を発生させることが問題なのだ。

薬も活性酸素を発生させる要因だ。習慣的に頭痛薬、胃薬などを服用している人は注意する必要がある。

意外な感じがするかもしれないが、激しい運動も活性酸素の発生を促す。健康のために運動に取り組むなら、やりすぎは禁物。運動の種類や時間に十分配慮しないと、効果よりもダメージのほうが大きくなる。

種類としてはウォーキング、軽いエアロビクスなどの有酸素運動がおすすめ。量的には心臓がちょっとドキドキして、汗ばみ、会話ができるくらいが目安だ。時間的には20〜30分というところが適当だろう。汗がしたたり落ちて、息が上がり、会話もできなくなるほどやるのは、明らかにやりすぎだ。

「たくさん運動することは健康のためによく、老化防止にも効果がある」という考えは、〝迷信〟だということを知っておいてほしい。

日常的な仕事にストレスはつきものだが、過剰にストレスを感じるような仕事の環境にいたり、ストレスがかかる仕事の仕方をしていたりすると、活性酸素の発生量は急激に増える。定期的に気分転換をはかるなど、できる範囲でストレス・マネジメントを考えたほうがいいだろう。

## 老化防止は抗酸化力がものを言う！

これまでもお話ししてきたように、老化は細胞の機能の低下によって起こると言ってい い。それにかかわっているフリーラジカルを野放しにしておけば、老化は進む一方だ。老化が進めば免疫力や抗酸化力も落ちる。それはがんの発生にもつながる。

フリーラジカルはがんの発生にも直接的に関与している。正常な細胞は1個が2個に、2個が4個にといった具合に分裂を繰り返している。その細胞の1つが、フリーラジカルによって遺伝子にダメージを受けると、その傷ついた遺伝子のまま分裂をはじめるのである。それが突然変異して、がん細胞になるわけだ。

老化に伴う症状として見逃せないのが動脈硬化だ。ここでもフリーラジカルが問題となる。フリーラジカルは血管の内皮細胞を傷つける。その傷ついた部分にLDLコレステロールが入り込むのだ。

入り込んだコレステロールはフリーラジカルで酸化される。この酸化コレステロールを白血球（マクロファージ）が取り込んでいく。こうして酸化コレステロールで膨れ上がった白血球は、泡沫細胞となり、内壁にコレステロールの層をつくるのである。そのため血管はどんどん狭まっていく。これが動脈硬化だ。

動脈硬化は心筋梗塞や狭心症などの心臓疾患や脳梗塞の引き金になる。フリーラジカルの猛威《もうい》はとどまるところを知らないのである。

その猛威を消し去ることが、老化防止にも、それに伴うさまざまな病気の予防にもつながる。幸い、私たちの体にはフリーラジカルや活性酸素の消去力が備わっている。抗酸化作用のあるSOD、カタラーゼ、グルタチオンパーオキシダーゼなどの酵素やビタミンC、Eなどがそれである。それらのパワーアップをはからなければならない。

## アンチエイジングの救世主・コエンザイムQ10

フリーラジカルの消去力を持つ酵素やビタミンについては、先に簡単に触れたが、あえてそこでは述べなかった〝すご腕〟がいる。コエンザイムQ10である。その抗酸化力は、断然、主役級だ。

コエンザイムQ10自体にもフリーラジカルを消去する働きはある。しかし、もっとも活躍を見せるのは、ビタミンEを保護する役回りとしてである。

ビタミンEは脂溶性（脂に溶ける性質）のビタミンで、脂質が二重の層になった細胞膜のなかに仕組まれている。フリーラジカルが細胞膜を傷つけると、ビタミンEはその修復にあたる。つまり、フリーラジカルを消去してくれるわけだ。

しかし、その際、ビタミンEは酸化されてしまう。これをビタミンCが本来の姿に戻すのである。そのビタミンCと協力して、ビタミンEを回復させるのがコエンザイムQ10。いわば、サビついたビタミンEのサビとりをするのである。

このように、老化防止の救世主と言っていいほど重要な役割を担っているコエンザイムQ10は、おもに肝臓でつくられる。ただし、年齢とともに減っていく。減り方は場所によって多少違うが、たとえば心臓で見ると、もっとも多く存在しているのは20代で、30代になると3割減り、80代では半分以下になってしまう。

「じゃあ、コエンザイムQ10が含まれている食品を、せっせと食べないと……」

もちろん、食べ物からとることは必要だ。コエンザイムQ10を含む食べ物にはいわし、まぐろ、牛肉、豚肉、レバー、モツ、ブロッコリー、大豆、クルミ、アーモンド、ほうれん草、牛乳、チーズなどがある。しかし、含まれている量が少なく、100㎎のコエンザイムQ10をとろうとしたら、いわしを1・6㎏も食べなければならない。数にすれば25匹以上だ。ブロッコリーなら、ざっと66株という計算になる。

食べ物だけでは、十分なコエンザイムQ10はとれないのである。不足分はサプリメントで補うことをすすめたい。

その場合、ポイントになるのはビタミンEとセットでとるということだ。「コエンザイムQ10がいい！」となると、そればかりに目が行きがちだが、ビタミンEがあってこそ、コエンザイムQ10は存分の働きをする、ということを忘れてはならない。いくらサビとりの〝名手〟でも、サビを落とす相手がいないのでは、腕を発揮しようがないではないか。

私のクリニックでも、もちろん、コエンザイムQ10を利用している。臓器にトラブルを抱えている患者さんには、いい効果が出ている。たとえば、心臓は酸素の消費量も多く、活性酸素が大量に発生する。その心臓の機能が落ちている患者さんの抗酸化を考えるときには、必ず、コエンザイムQ10を加えるようにしている。すると、心機能の著しい向上が見られるのだ。たくさんの血液が流れていて、エネルギー消費が激しい肝臓のトラブルについても、同じことがいえる。

もう1つ、コエンザイムQ10について明らかになっているのは、呼吸率との関係だ。体のなかのコエンザイムQ10の濃度が高くなれば高くなるほど、呼吸率が上がっていく。つまり、酸素供給濃度が上昇していくのである。

脳をはじめ、体のどんな臓器も、十分に酸素が供給されなければ、持っている機能を発揮できない。酸欠状態はあらゆる臓器の機能を低下させる。すなわち老化である。その意味からも、コエンザイムQ10への期待は大きい。

## 抗酸化力を高める食べ物

ここまでで、「抗酸化」ということに対する意識が一気に高まってきたのではないだろうか。食べ物によって体の抗酸化パワーを高める。日常生活のなかで実践すべきテーマはこれだ。

では、どんな食べ物が抗酸化パワーを高めるのか？

原則を言うと、新鮮なもの、旬《しゅん》のものが抗酸化食品として優れている。今は旬という感覚がずいぶん失われてしまったが、野菜や魚には旬がある。手に入る範囲で、その旬のものを選ぶようにしたらどうだろう。それも新鮮なうちに食べるのがいい。鮮度が落ちれば、栄養は確実に減るからである。

そして日々の食事では、抗酸化成分を多く含む食材を積極的に使うのがポイントとなる。

色が濃い緑黄色野菜はカロテノイドなどの抗酸化成分に富んでいる。トマト、ほうれん草、ピーマン、パプリカ、芽キャベツ、ブロッコリーなどだ。果物ではブルーベリー、ラズベリー、プラム、プルーン、キウイ、ぶどう、いちごなどがおすすめだ。

そのほかに抗酸化力を高めるには、同時にビタミンA、C、Eをとるのがいい。Aが多いのはレバー、うなぎ、卵、牛乳、チーズなど。ビタミンCはグレープフルーツ、ゆずなどの柑橘類、アセロラ、緑黄色野菜などに、ビタミンEは大豆、ピーナッツ、アーモンド、小麦胚芽などに多い。

抗酸化力の増強ということでは、フリーラジカルを消去する働きがある酵素の活性を上げることも必要だ。ここで重要なのはミネラル。とくにマンガン、亜鉛、ヘム鉄はＳＯＤやカタラーゼのパワーアップのためには欠かせない。

それらを多く含む食材は以下の通りである。

・マンガン……青海苔、きくらげ、しょうが、しじみ
・亜鉛……小麦胚芽、牡蠣《かき》、豚レバー、チーズ
・ヘム鉄……レバー、赤身の肉や魚、貝類

食材を加熱する場合は、調理したてを食べるようにするといいだろう。

何より大切なのは継続だ。抗酸化力を高める食べ方を食習慣として続けることである。お酒を飲んだ、タバコを吸った、日焼けをした……だから、「今日は抗酸化食材を食べるぞ！」では意味はないのである。

継続は力なり。この言葉を噛みしめておこう。

## 揚げ物をとることの2つの危険性

抗酸化力を高める食材をとることと同時に、食べ方にも工夫することが必要だ。

ポイントとなるのが脂質である。老化防止にとって、細胞の活性化、とくに細胞膜が元気なことが重要だということは、すでに述べた。その細胞膜の主成分は脂質。つまり、どんな脂肪をとるかが細胞膜に大きな影響を与えるのだ。

天ぷらやフライ、コロッケ、鶏の唐揚げ、そしてファストフードのフライドポテトなど、アツアツ、パリパリの揚げ物が大好物な人は多いだろう。

その気持ちはよくわかるが、残念ながら揚げ物は、老化を促進し、寿命を縮めると言ってもいい食べ物の代表だ。

揚げ物をとることには、2つの問題がある。それが「酸化」と「トランス脂肪酸」だ。

どんな油でも時間が経つと酸化する。だから揚げ物全般には注意が必要だ。揚げてから時間が経っているポテトチップスやスナック類、油を使い回している揚げ物総菜、唐揚げやコロッケといった揚げてから加工している冷凍食品などは、酸化食品の典型と言える。

揚げ物の食品には、「ビタミンE配合」と表示されているものが多いのだが、これはビタミンEの健康効果を期待してのものではない。ビタミンEの強力な抗酸化力によって、油の酸化を防ぐために入れているのだ。

添加物としてビタミンCが入っている食品も同じ。ビタミンCにも抗酸化作用があるため、酸化を防ぐ目的で入っているわけだ。

また、ポテトチップスもパッケージを膨らませているが、あれも酸化防止を意図してのこと。できるだけ酸素に触れないように酸素を抜き、窒素を入れて膨らませているのである。それほど油の酸化は危険なのだ。

「毎日の食事を考えてみると、けっこう、揚げ物が多いなぁ」

唐揚げ、天ぷら、フライ……と日本人が好んで食べる食事メニューには、たしかに油を使ったものが多い。揚げたてを、油が酸化しないうちに食べる。これが揚げ物の食べ方の基本だ。自宅で揚げ物をするときは、そのつど油を換えるようにしたい。一度加熱し、冷まして、また加熱することで急激に酸化が進むからである。

もう1つの問題が、トランス脂肪酸だ。次章で詳しく述べるが、トランス脂肪酸は活性酸素との結びつきが強く、さまざまな病気の原因となる過酸化脂質になりやすい。

すでに欧米では、タバコのニコチンやタールのように、食品のトランス脂肪酸の含有量を表示することが義務づけられていたり、「健康のために食べないようにしましょう」といった注意書きがされていたりする。また、チェーン展開をしているファストフード店にも、トランス脂肪酸を含む調理油の使用を禁じるところが続出している。

日本ではこのような表示義務はないものの、近年では食品メーカーなどがトランス脂肪酸の含有量を表示したり、外食チェーンなどもトランス脂肪酸の使用を減らすなど、自主的な努力を行っている。

ただ、こうした悪い脂肪をゼロにすることは、簡単なことではない。だからこそ「抗酸化」というアプローチが重要になってくる。

次章からは、「脳の栄養不足」を防ぐと同時に、「抗糖化」「抗酸化」をかなえる食生活のヒントを紹介していこう。

# 第4章　100歳まで元気に生きるための食事術

## 何を食べるか、そして何を食べないか

### 脳のエネルギーは「砂糖」ではなかった！

人間の体は、日々の〝食べ物〟でつくられている。

当然のことだが、脳も食べたものから栄養素を取り込み、それをエネルギー源として働いている。そのエネルギー源とはたんぱく質や脂肪、糖質など、いわゆる「三大栄養素」と呼ばれるものだ。また、この栄養素によって私たちの体も脳もつくられている。

繰り返しになるが、今の日本の食事では、私たちの体のエネルギー源の中心になっているのは「糖質」だ。

体温をつくり出して生体を維持し、筋肉をつくり出して動かす動力源の中心を担っている。糖質は、摂取するエネルギーの実に60％を占める、重要なファクターなのだ。

もちろん、脳のおもなエネルギー源も糖質である。脂肪酸からつくられるケトン体という物質も脳のエネルギーとして使われているが、割合で見ると圧倒的に糖質が動力源にな

っている。

「糖質」と聞いてまず連想するのは、甘いものではないだろうか。

「疲れているときに甘いものを食べるとすーっと疲れがとれて元気になる感じがする」

こう思う人もいるはずだ。それはおそらく「糖質＝砂糖＝脳のエネルギー」と考えているからではないだろうか。

たしかに、甘いものを食べた瞬間は脳がクリアになった感じがするかもしれない。しかし、これはきわめて短絡的な〝感覚〟なのである。

脳のエネルギー源となっているのは、先にも触れた「血液中のブドウ糖」だ。

ここから少し化学的な話になるが、我慢しておつきあいいただきたい。

ブドウ糖は「C6H12O6」の構造式であらわされる。炭素が6、水素が12、酸素が6。要するに、ブドウ糖は酸素と水素と炭素だけからなっている。

同じように、酸素と水素と炭素だけからなるのが脂質だ。脂質は、血液中のブドウ糖とともに、体の重要なエネルギー源となり、ブドウ糖の過度の消費による低血糖を防ぎ、脳を保護する働きをする。

また、たんぱく質は、糖質や脂質と異なり、その基本的な構造に窒素原子（N）を含み、生命活動に必要不可欠な物質の原材料になる。ところが、たんぱく質も「糖新生」という働きによって血液中にブドウ糖を供給し、脳にとってとても危険な低血糖を防いでいる。

つまり、脳にとって重要なブドウ糖は、食事に含まれる糖質だけから供給されるのではなく、たんぱく質や脂質が円滑に代謝されることによって、安定して維持されるのである。

## ポイントは〝脳にやさしい〟食べ方

脳を安定して働かせるためには、血液中のブドウ糖、つまり、血糖の値を一定に維持するというのがポイントだ。

食べたものは、当然ながらそのままの形で体内に吸収されるわけではない。分子レベルにまで分解されて腸壁から血流に乗って各臓器へと届けられているが、このときのスピードがゆるやかであれば、血糖値は安定する。すなわち脳にとってのベストな状態ということになる。

炭水化物、たんぱく質、脂質は体のエネルギー源となるため、三大栄養素といわれる。このうち炭水化物から食物繊維を除いたものが糖質だ。

図５（71ページ）の血糖曲線を見ればわかるように、空腹時に糖質だけを摂取すると、

血糖値はすぐにポンと上がり、上がりきったらストンと落ちる。この急激な「上昇」と急激な「下降」の描くラインが、実は脳に大きなストレスを与えているのである。

「では、糖質はとらないほうがいいということ?」

もちろん、糖質は利用効率のいい重要なエネルギー源なのだから、必要な栄養素であることに変わりはない。問題は、血糖値の乱高下をつくり出すことにある。

そこで考えたいのが、〝食べ方〟だ。つまり、体への吸収のされ方が、よりゆるやかになるのを意識するということだ。

糖質は甘いものだけではない。ご飯やパンといった炭水化物、いわゆる主食となるものにもたくさん含まれている。これらは血糖値を急激に上げてしまう食品の1つだ。とくに精製食品=白いものは、吸収のスピードが速く、血糖値の急激な上昇を招きやすい。毎日主食として食べている白米が血糖値の安定を妨げていると知って驚かれるかもしれないが、精製したものを避ける食事を心がければ、問題は解決する。

精製されたものは吸収のスピードが速いのが特徴だ。だから、〝精製される前〟の状態で摂取する。つまり、白米は玄米に、パンは精製された小麦粉からつくられたものではなく、全粒粉のものに変える。これだけでも糖質の吸収のされ方はグンとゆるやかになる。

## 血糖値を上げにくい「食べ順」

食べる順番を考えることも工夫の１つだ。

血糖値の上がり方を、キャベツとカレーライスで実験した報告がある。その結果によると、キャベツを４分の１個、カレーライスの前に食べたケースと、カレーライスを食べたあとに食べたケースでは、カレーライスの前にキャベツを食べた場合のほうが、血糖値の上がり方が圧倒的にゆるやかだったのだ。

野菜の持つ食物繊維には血糖値を穏やかに上げる作用がある。その作用を利用して、ご飯やパン、パスタなどの血糖値を急激に上げる食材をとる前に、まず野菜をとって、血糖値の上昇ラインを低く抑えておく。野菜には、オリーブオイル＋レモン汁程度の簡単なドレッシングをかけるのもいい。実は糖質をとる際、たんぱく質や脂質を一緒にとると、血糖値の上昇を抑えてくれる効果があるのだ。

こうした〝食べ方〟を、日々の食卓に置き換えてみよう。普通、食事をはじめるときは味噌汁、それからご飯を食べ、その日のメインとなる料理に手をつけるというのが、日本の食卓の通常の流れではないだろうか。食卓を囲むときはすでに空腹であることも考えあわせると、最初に手をつけるのが糖質というのは、実は一番避けたい食べ方ということになる。まずは血糖値の上昇を抑えてくれる魚、あるいは肉料理からはじめる。

ある程度血糖値が上がったところから糖質をとりはじめれば、急激な上昇も下降も避けられる。もちろん、69ページで説明した、血糖値スパイク（食後高血糖）も避けられる、というわけだ。

1日のうちで、もっとも血糖値が下がっているのは朝だ。そこで血糖値を上げ、脳も体も十分に働けるようにしておくことはとても大切だ。朝にきっちり食事をとることの重要性がいわれているのは、その日1日を、午前中から稼働させるということにある。

その日の午後から体を動かすというなら、お昼に糖質をとることでも対応できる。糖質は体のエネルギー源でもあるわけだから、お昼に糖質をとって労働に備えるというのは理にかなっている。ただし、1日のほとんどをデスクワークで過ごすというなら、基本的にはエネルギー源はたんぱく質や脂質からとれば十分だ。

これで、「糖質＝砂糖＝脳のエネルギー」の図式は崩れただろうか。これまで〝常識〟と思われていたもののなかには、こうした〝誤解〟は多く存在している。この誤解を認識したうえで、抗酸化力を高めるポイントを押さえれば、脳の老化予防策はかぎりなく完全に近づくことになるのだ。

## "肉断ち"は頭の回転を悪くする

脳のエネルギー源の主役として働くのが「糖質」なら、三大栄養素の「たんぱく質」と「脂質」は、脳の基本構造を中心的につくり上げている栄養素だ。たんぱく質は脳内神経伝達物質の原料となり、脂質は細胞膜をつくっている。

爪、髪、皮膚、骨、歯、筋肉といった人間の体をつくっている主原料はたんぱく質だが、脳内の情報伝達にも深くかかわっている。

食事によって体内に取り入れられたたんぱく質は、消化酵素でアミノ酸に分解され、血液の流れに乗って体の各器官へと届けられている。脳に届いたアミノ酸は、図2（21ページ）にあるように、L-グルタミン、L-ファニルアラニン、L-トリプトファンなどの形で脳内に入り、さらにいくつかの代謝（化学反応）を繰り返して、さまざまな神経伝達物質が合成されていく。

神経伝達物質のなかで記憶や認知を司《つかさど》っているのはアセチルコリン系、ドーパミン系、グルタミン酸系などだが、この原料となっているのもすべてたんぱく質だ。

これらの神経伝達物質が合成されていくためには、代謝を促す役割を与えられた「酵素」が欠かせない。たんぱく質が神経伝達物質に変わっていくどの過程にも酵素は登場し、代謝を促す。もっと言えば、酵素がなければ代謝はうまく進まず、神経伝達物質の合成は成立しないのだ。この酵素もまた、たんぱく質を原料としてつくられている。

たんぱく質は酵素の原材料となり、神経伝達物質をつくり出している。たんぱく質をとることは、脳にとっては最重要課題なのだ。

ところが、日々の摂取は果たしてうまくいっているのだろうか。

「肉は好きなんだけど、胃にもたれるから避けている」

このように真っ先に削除対象となっているのは、たんぱく質かもしれない。

健康志向は、脂肪のとり方の誤解を生んでいるだけでなく、たんぱく質にもある。

「肉や卵など動物性のたんぱく質はカロリーも高い。たんぱく質は植物性のものからでも摂取できるのだから、大豆製品のような低カロリーのものでもいいのでは？」と思っている人は多い。

しかし、第1章でも述べたように、動物性たんぱく質は非常に重要だ。もちろん、植物性のたんぱく質も大切なたんぱく源だが、肉類に比べて圧倒的に吸収効率がよくないのだ。

たんぱく質は、人間が生きていくためには、毎日必ず一定量を消費する。食いだめができない栄養素なのだ。もし、たんぱく質が体に入ってこなくなれば、体は自らの筋肉をたんぱく源として利用しはじめる。

前にも述べたように、腕や足が細くなってダイエットが成功したと喜ぶのは大間違いで、それは体内のたんぱく質の不足を意味するものだ。だから、脳に必要なたんぱく質が枯渇《こかつ》しはじめたサインと考えるべきなのだ。

脳のなかは目に見えないだけに侮りがちだが、神経伝達物質が合成されにくくなれば、思考力や記憶力といった脳の機能も落ちていってしまう。

前に脳は大食漢だとお話ししたが、その〝食欲〟を満たすためには、常に新しいたんぱく質を送り届けなければならない。供給の〝元栓〟を締めてはいけないのだ。

しかし、元栓を全開にしていたとしても、実は食事で必要な量のたんぱく質をとるのは、非常に難しい。肉類を積極的に食べ、足りない分はサプリメントでプロテインを補給するなどして、ようやくまかなえるというのが、現在のたんぱく質事情と言える。

それでも日常の食卓に取り入れられる工夫はある。

たとえば、冷や奴を食べるときはねぎにしょうがが好みという人もいるだろうが、そこに動物性たんぱく質のかつお節をパラリとかけるだけでも、摂取効率がアップする。

納豆にからしとねぎは欠かせないという人におすすめしたいのが、うずらの卵を1個落とすこと。あるいはチーズをかけて食べるというのも効率を上げる方法だ。いずれも些細《ささい》なことだが、試してみる価値はある、〝脳にいい食べ方〟だと知っておきたい。

## いい脳は、いい脂肪からつくられる

糖質と並び、脂質は脳のエネルギー源として活躍している。

脂質のパワーは高く、1gあたり9kcalもの燃焼を生んでいる。糖質やたんぱく質の熱量が1gあたり4kcalだから、そのパワーの高さがわかるというものだ。

脂質（＝脂肪）の働きはそれだけではない。細胞膜をつくり、細胞の形とやわらかさを規定する重大な役割を担っている。

細胞の内側と外側では常に情報交換が行われているが、その情報交換をスムーズにしているのが、細胞膜の形とやわらかさだ。

脂肪の「コレステロール」が細胞の〝形〟を規定し、同じく脂肪の主成分である「脂肪酸」が細胞の〝やわらかさ〟をつくり、情報交換をスムーズにしている。

脳の神経細胞の形と柔軟性を維持しているのも、当然脂肪だ。

体の細胞が比較的単純な形をしているのに対して、情報の伝達頻度や処理する情報量がケタ違いに多い脳の神経細胞は、非常に複雑な形をしている。この形を維持するには大量の脂肪が必要なのだ。

脂肪が減少すれば、神経細胞の機能は明らかに落ちる。体内のコレステロールの4分の1ほどが、脳の神経細胞の形成に使われていると言えば、その重要性がわかるだろう。

脂肪はさらに、神経細胞から神経細胞への情報伝達のスピードにも関与している。神経細胞には軸索と呼ばれる長い突起物と、その軸索を覆うミエリン鞘《しょう》というウインナーのような形をした組織がある。情報伝達のスピードはこの2つの組織によって規定されているが、ここもまた脂肪でつくられているのだ。

脳の機能は、脂質によって決まると言っても過言ではない。

では、どんな脂質をとればいいのだろうか。ここで脂肪酸についてお話ししておこう。

脂肪の主成分は脂肪酸だ。体内には20種類以上の脂肪酸があるが、食物からとるもの、体内でつくられるものもあわせて、大別すると次の2つがある。

・飽和脂肪酸……肉類やバター、乳製品などに多く含まれている動物性の脂肪（ただし、ココナッツ油やヤシ油など植物性の油でも、飽和脂肪酸を多く含むものがある）。

・不飽和脂肪酸……植物由来の油。魚由来の脂の一部。

不飽和脂肪酸にはいくつか種類があるが、ここで大切なのは「オメガ3」と「オメガ6」という2つの油だ。

・オメガ3……DHA、EPA、α-リノレン酸が多い油。DHAやEPAはいわしやさばなどの青魚に、α-リノレン酸は亜麻仁《あまに》油（フラックスオイル）、しそ油（えごま油）などに多く含まれている。

・オメガ6……リノール酸に代表される油。ベニバナ油、コーン油、大豆油などに多く含まれている。

両者とも体内でつくることができない必須脂肪酸の油であるとして、日々の食事から積極的にとる必要がある。この〝常識〟は一時、かなりのブームを呼んだ。その結果、食べ物の油はオメガ6に偏ることになった。

揚げ物や炒め物に使う油は、おそらくほとんどがオメガ6系の油ではないだろうか。

サラダを食べるときのドレッシングは？　マヨネーズをたっぷりかけて食べてはいない

だろうか？　テレビを観ながらスナック菓子をバリバリ食べているのでは？

私たちの食卓には、これでもかというほどオメガ6系の油が登場している。その一方で、オメガ3を多く含む魚の摂取量は減りつつある。つまり、オメガ6過多になってしまっているのである。

しかし、体内ではこの両者はバランスがとれていないと、細胞の機能が落ちてしまうのだ。早急にオメガ3の比率を上げる必要がある。それには、オメガ3の摂取量を増やすか、オメガ6の比率を下げる方法が考えられる。

オメガ3を増やすには、魚や魚油を積極的にとることをすすめたい。α-リノレン酸が含まれた、亜麻仁油やしそ油もいいが、この油は非常に不安定な性質を持っているため、日々の食事のなかに取り入れるのは難しいかもしれない。

オメガ6の比率を下げるには、リノール酸の含有量が少ない油を選択することだ。豚の脂であるラードも選択肢の1つになる。植物由来でもリノール酸が少ないオリーブオイルなら、オメガ6を減らすことに貢献する。

そもそもリノール酸は、「油」としてとらなくても、日々の食事から取り入れることはできる。豆腐にもリノール酸は含まれているし、牛や豚、鶏、卵といった食材にも含まれている。含有量は飼育の段階で何を食べて育ったかにもよるが、わずかながらもリノール酸は含まれている。きちんと食事をとっていれば、オメガ6の必要摂取量は十分にまかなえるのだ。

## 絶対避けたい「トランス脂肪酸」

摂取を控えたいのはリノール酸の油だけではない。前章でも述べたトランス脂肪酸がそれだ。

この脂肪酸は植物油を原料として、マーガリンなどを製造する際に使われている。

「バターより植物性の油由来のマーガリンのほうが健康にいい」

そう考えていた人も多いはずだが、それはとんでもない間違いだったわけだ。

トランス脂肪酸は植物由来の油ではあるのだが、製造過程で天然には存在しない構造に変化してしまうことが大きな問題なのだ。人工的なものは体内で代謝されにくい。老化やがん、心臓病へのリスクも指摘されており、使用を規制している国があることは前に述べたとおりだ。

マーガリンだけではない。レトルト食品やクッキー、ケーキ、アイスクリーム、スナック菓子、チョコレートなどにも含まれていることが多い。「ファットスプレッド」「ショートニング」「加工油脂」といった表示があれば、トランス脂肪酸が含まれていると考えて、まず間違いない。

ここで第１章でお話しした「動的平衡」（57ページ）について思い出してほしい。細胞膜は常に入れ替わっている。いい油を送り続ければ、次第に悪い油はいい油に置き換わっていく。

脳の神経細胞膜から悪い油を追い出すには、トランス脂肪酸の油を避けると同時に、オメガ６系の油を減らし、脳にいい油＝オメガ３系を送り続けることがポイントなのだ。

## 低コレステロールが脳の機能を落とす

脳の栄養について考えるとき、私はコレステロールほど誤解の多いものはないと思っている。健康診断では、コレステロール値が高いと注意される。それもあって巷《ちまた》には低コレステロールを売りにした食品もたくさんある。

しかし、単にコレステロール値が低いからといって、健康になれるとはかぎらないのだ。脳に関して言えば、むしろ低コレステロールがさまざまな問題を起こす場合もある。

先ほど、コレステロールが脳の神経細胞の形を維持していると説明したが、コレステロールは脳の情報伝達機能と深くかかわっている。

脳の神経細胞は、瞬時に、常に情報交換を行っている。情報交換は神経細胞のシナプスという部位が担当している。シナプスにはブドウの房のようなシナプス小胞と呼ばれる部位がついていて、このなかに神経伝達物質がたくさん詰まっている。ここに信号が送られてくると、要求に応じた神経伝達物質が一気に放出されて、キャッチした次の神経細胞に伝わっていく。伝達の役割を終えた伝達物質は再びシナプス小胞に戻り、蓄えられるという仕組みだ。

この作業をサポートしているのが、先ほど紹介したミエリン鞘だ。神経細胞からは軸索が伸びていき、それがたどり着いたところにシナプスが形成される。伝達物質を放出するため、最前列にその位置をとっているのだ。その軸索の長く伸びた突起を包んでいるのがミエリン鞘だ。つまり、ミエリン鞘は伝達物質を次の細胞に届ける土台となる部分ということになる。このミエリン鞘をつくるために中心的に働いているのが、コレステロールなのだ。

脳のシナプスの〝数〟は、残念ながら年齢とともに減少していく。そのため、脳の情報伝達機能が加齢によって落ちていくのは避けられないと思うかもしれない。しかし、脳内の神経伝達物質を次の神経細胞に伝える〝スピード〟は、加齢によって微小ながら落ちはするものの、低下するというレベルでないことがわかっているのだ。

ということは、伝達物質の土台となるミエリン鞘の機能低下を防げば、脳の老化は防げることになる。つまり、ミエリン鞘をつくっているコレステロールが、脳の機能をアップさせるカギを握っていると考えられる。

これは私の印象だが、クリニックを訪れる患者さんを診ていても、コレステロール値と脳の機能には相関関係があるように感じる。コレステロール値が低い人は、受け答えが緩慢で、動作も鈍いという傾向がある。これは年齢的なものではなく、若い人のなかにもそうした傾向が見られる。しかし、コレステロール値を上げる指導をし、実際に値が上がってくると、会話のキャッチボールがスムーズになってくるのだ。

実際、低コレステロールの女性は、産後うつになりやすいという報告や、うつによる自殺者の多くが、低コレステロールだったという報告もある。

コレステロールは、脳に欠かせない栄養なのだ。

## コレステロール基準値は本当に適切なのか

健康診断の結果に一喜一憂する——ある程度年齢を重ねてくると、そんなことが毎年繰り返されていることだろう。当然、受ける側は素人なのだから、数値が並ぶ診断結果には、医師の説明にうなずくしかない。

総コレステロールの上限値は219㎎／dℓと設定されている。この数値を超えると高コレステロール血症というありがたくない診断が言い渡される。

ところが、高コレステロール血症と診断するために用いられている基準範囲の上限値の決め方には、大きな問題があったのである。それは、コレステロール値は女性のほうが高く、年齢が上がるに従って男女とも上昇するという正常の変化を無視し、性別・年齢を問わず同一の基準値を設けたために生じた。

このように決められた基準値では、20～30代くらいの人であれば、男女とも95％が基準範囲内におさまる。しかし、年齢が上がっていった場合はどうか。

女性はとくに閉経を迎える頃になると、それまでつくられていた女性ホルモンが減ってくる。そうするとこれを上げようとしてコレステロールが増える。また、年齢が上がってくると骨粗鬆症になる割合も上がってくる。この予防にはビタミンDが働くのだが、このビタミンDの材料になっているのも、コレステロールなのだ。

年齢とともにコレステロール値が上がってくるのは、体の生理反応であると言える。しかし、40代、50代以上の人にも単純に〝正常値〟をあてはめてしまっているというのが現状だ。そのため、この年代になると、おおよそ半数の人が「コレステロールが高い」という診断を下されてしまうのである。

さすがにそれでは現状にそぐわないという判断か、2015年、厚生労働省は「日本人の食事摂取基準」において、コレステロールの上限値を撤廃したのだ。ご存じだっただろうか。

コレステロール値の高いことが問題視されるようになったのは、動脈硬化、心筋梗塞などの病気を対象とした研究からはじまっている。

「高コレステロールは動脈硬化、心筋梗塞を招き、死亡率が上がる」という海外の報告により、日本の医療の現場では長く「コレステロール悪玉説」が信じられてきた。コレステロールを下げる食事指導は、今もさかんに行われている。

ところが、その定説に黄色信号をともす研究結果、追跡調査が続々と発表されているのである。その1つが、高コレステロール血症の5万人の患者を6年間追跡したJ-LIT地域対象追跡調査（2000年）である。ほかのデータと比較してみると、コレステロール値が200~220㎎／dℓの人よりも、180㎎／dℓ未満の人のほうが、死亡率が2・5倍、がんの発症も2・6倍多いことがわかった。

もう1つ、大阪府八尾市の住民約1万人を11年にわたり追跡調査したところ、男女合わせて総コレステロール値が240~280㎎／dℓまでの人が、一番死亡の危険率が低かったというデータもあるのだ。

また、日本国内にかぎらず、アメリカやオーストラリアで行った追跡調査を総合すると、一般集団（40~50代以上）では、コレステロール値が高いほど、がんの死亡率が低く、総死亡率も低いことが示されているのである。

つまり、これらの調査は、コレステロール値が高い人のほうが長生きだったということを物語っているのだ。

## コレステロール低下剤は、コエンザイムQ10まで低下させる

コレステロール値を下げる方法としては、食事指導と投薬がある。しかし、ここにもい

ろいろと誤解が多いのだ。

食事指導では、コレステロールを多く含む食べ物を避けるように言われる。その代表的な食材が卵だ。

卵とコレステロール値の関係を調べたデータがある。養鶏農家の人を対象としたものだ。毎日たくさんの卵を扱う養鶏農家の食卓には、常に卵が並び、1日に平均すると2～3個は食べているという。コレステロール値を上げる卵を毎日たくさん食べて大丈夫なのだろうかと、通常は思う。ところが、コレステロール値を測ってみたところ、卵を控えている人たちとの比較で見ても、コレステロール値には差がなかったというのだ。なぜこんなことが起こるのだろうか。

実は、コレステロールが食物の摂取によりつくられるのは20％程度で、あとの80％はおもに肝臓でつくられているのだ。さらに、肝臓にはコレステロール量の調整能力が備わっており、食物由来でつくられるコレステロール量が増えると、肝臓でつくる量を減らして帳尻を合わせているのである。肝臓の管理能力、調整能力は実にすごい。

コレステロールを下げるもう1つの方法である投薬は、この肝臓でつくるコレステロールを減らそうと働きかけるものである。しかし、この薬で肝臓の働きを抑えてしまうと、さまざまな問題が起こってくるのだ。

コレステロールは、体内で別の物質にもつくり変えられている。それが、コルチゾールをはじめとするステロイドホルモンであり、骨代謝に重要なビタミンDであり、アンチエイジングにもっとも重要な男性ホルモンや女性ホルモンなどの性ホルモンなのである。いたずらに投薬によってコレステロール値だけを下げることの危険性を、ご理解いただけると思う。

また、投薬によってコレステロール値を下げる治療法には、別の危険性が指摘されている。それはアンチエイジングで注目されている、コエンザイムQ10の合成が阻害されてしまうことである。

図7（127ページ）の図を見ていただきたい。「HMG-CoA還元酵素」の作用を阻害するのが、一般的に示されるコレステロール値を下げる薬だ。この段階をブロックすることでコレステロールの生成を止めると、つくられなくなるのはコレステロールばかりではない。コエンザイムQ10の生成までストップしてしまうのである。

先に述べたように、コエンザイムQ10の不足は、疲れやすくなる、筋肉がこわばりはじめるといった、老化の症状を引き起こす。コレステロール値を薬で下げることには、体と

**図7　肝臓でのコレステロールの合成過程**

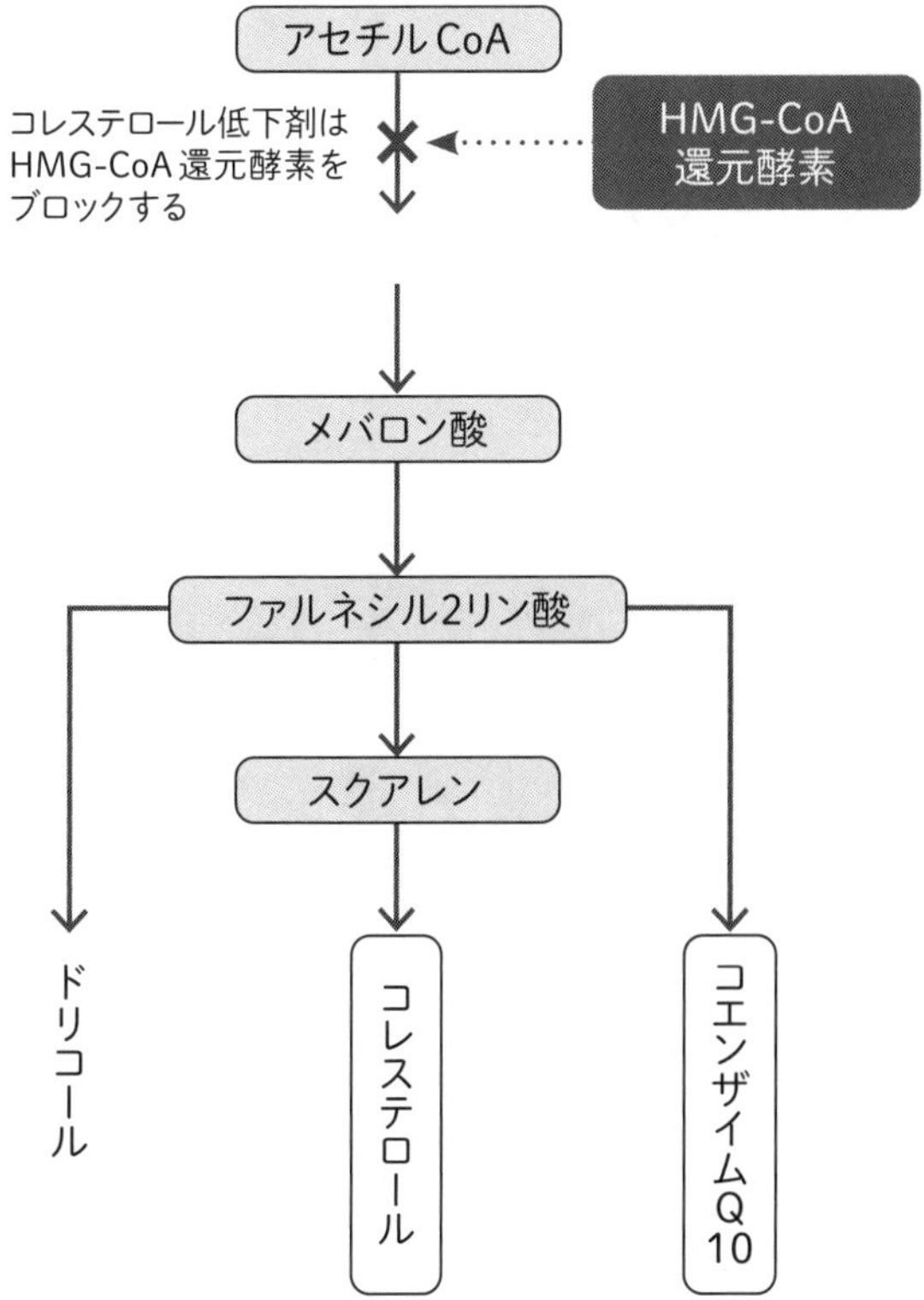


薬によってコレステロールがつくられるのを減らそうとすると、同時にコエンザイムQ10まで減ってしまう。

脳の老化を早めるリスクがあるのだ。

私はオーソモレキュラー療法の視点からさまざまな評価を行い、最善のアプローチを試みているが、コレステロール値が高いことよりは、むしろ、低いこと、あるいは薬で下げることのほうが、脳への悪影響が大きいと感じている。コレステロールが脳内神経細胞の形を規定していることを考えれば、現在の〝下げる〟方向のコレステロール値には、見直しが加えられる必要があるのではないか。

## 実は体に欠かせないＬＤＬコレステロール

ほとんどの人は「コレステロール」という言葉に敏感だ。メタボの元凶、ダイエットの大敵というわけだ。すでに述べた「たんぱく質」を控える健康志向の根底には、コレステロールの蓄積につながるのではないかというイメージがあるのかもしれない。

脂肪（＝油）を選択する際にも、できるだけ〝サラサラ〟をイメージできるものがいいと感じている人も多い。こうした思考をつくり上げることに貢献したのは、「コレステロール＝悪者」説だった。コレステロールが体によくないという意識は、すっかり定着してしまっている。

定着しているのは、コレステロールの「善玉」「悪玉」説も同じだ。善玉といわれているのはＨＤＬコレステロール、悪玉と呼ばれるのはＬＤＬコレステロールだ。なぜこのようなネーミングになったのかは、それぞれが受け持つ役割に由来している。

簡単に言ってしまえば、肝臓で生成されたコレステロールが、末梢組織に運ばれていくから「悪玉」、末梢組織から余って使い終わったコレステロールをそのまま放置せず、肝臓に戻す役割をしているから「善玉」というわけだ。

しかし、これは正確な表現ではない。「悪玉」なのは、「酸化した」ＬＤＬコレステロールであって、「酸化していない」ＬＤＬコレステロールは、むしろ重要な役割を担っているのだ。

実は、性ホルモンの材料になっているのはＬＤＬコレステロールであり、細胞膜を構成しているのもＬＤＬコレステロールだ。そして酸化を防ぐ主役であるビタミンＥも、ＬＤＬコレステロールに取り込まれて、末梢組織へ運ばれるのである。さらにこのコレステロールのなかにはコエンザイムＱ10も含まれている。こうしたいろいろな〝材料〟を引き連れて末梢組織をめぐっているのだから、悪玉であるはずはないのだ。問題は、ＬＤＬコレステロール自体にあるのではなく、ＬＤＬコレステロールが「酸化」してしまうことにある。

ここで「ＬＤＬ」と「ＨＤＬ」コレステロールについて、もう少し詳しく説明を加えておきたい。

ＨＤＬは英語で「ハイデンシティ・リポプロテイン」、ＬＤＬは「ロウデンシティ・リポプロテイン」という。比重が高いか、低いかの違いが示されているが、注目してほしいのは「リポプロテイン」のところだ。

プロテインはたんぱく質のこと、つまり、コレステロールはたんぱく質と一緒になった形で血液中に運ばれているということを意味している。

イメージとしては、たんぱく質の丸い玉のなかに、コレステロールがいっぱい詰まっているのが比重の低いＬＤＬ、玉のなかのコレステロールが少ないものが、比重の高いＨＤＬという具合だ。

このたんぱく質に「糖」がくっついてしまうと、問題が発生する。それが第2章で述べた「糖化」だ。

たんぱく質が「糖たんぱく」という形をつくってしまうと、血糖値のコントロールがうまくいかなくなるなどの弊害が生まれてしまう。フリーラジカルも糖たんぱくによってつくられてしまうことがすでにわかっている。

たんぱく質に包まれて血液中を運ばれるコレステロールにも、当然影響は及ぶ。糖たんぱくの影響を受けて酸化してしまったコレステロールが、末梢神経に届けられてしまうというわけだ。コレステロールが悪者だという定説、ＬＤＬコレステロールが悪玉と呼ばれるゆえんはここにある。

たんぱく質や糖質、コレステロールなどの栄養素それ自体が悪いのではない。それぞれの栄養素は体や脳にとって重要な働きをしている。それがフリーラジカルによって「酸化」してしまうことが問題なのだ。

## 性ホルモンが減ると、老化はどんどん加速する

コレステロールは私たちの体のなかで、まさに八面六臂《はちめんろっぴ》の活躍をしている。これまでお話ししてきたように、おもな働きとして細胞膜の材料となることがあげられるが、加えて「ホルモン」をつくるという大切な役割も担っている。

ホルモンが生成される過程は、それこそ目まぐるしいほどの段階を踏み、そのあいだにはたんぱく質が関与したり、そのほかの栄養素によってサポートされたりといった経過を

たどるが、その源流にコレステロールの存在は欠かせない。

性ホルモン、つまり女性ホルモン（エストロゲン）、男性ホルモン（テストステロン）の主原料となっているのもコレステロールだ。どちらのホルモンも成長期には大活躍をするが、次第にその役割を終えるときがやってくる。女性の場合、閉経を迎える頃がその時期にあたるが、この頃から、いわゆる「更年期障害」と呼ばれるさまざまな不定愁訴を訴えるケースが増えてくるのだ。

近年では男性にも更年期様の症状を訴える人が増えてきた。「増えてきた」というのは正しい表現ではないかもしれない。女性の場合は閉経という明らかなターニングポイントでそれとわかるが、男性にはそれがないぶん、男性ホルモンの減少から受ける心身の影響が、これまで見落とされてきたとも考えられる。

性ホルモンがその時期を迎えて減少してしまうのは、ある程度は仕方のないこととは言える。ホルモンの量が減少すれば当然、卵巣や精巣の機能にも影響は及ぶ。体や心に変調を感じて頭をよぎるのは「老化」の2文字かもしれない。

しかし、閉経を迎えたからといって女性ホルモンがまったく枯渇するわけではない。あくまで〝減少〟だ。男性ホルモンも同じと考えていい。ということは、いずれくるその時期に備えた対策はできる。それは性ホルモンの材料であるコレステロールを常に、十分に、適切に送り込んでやることだ。

少し話はそれるかもしれないが、不妊治療を目的に栄養指導を受ける人のコレステロール値は、総じて低い。つまり、低コレステロールであることが多いのだ。

生理不順を訴える人には鉄の不足も見られるが、栄養指導の基本的なアプローチは、コレステロール値を上げるところにおく。これは、女性ホルモン量を増やすことにもつながる可能性がある。

更年期へのアプローチも同じだ。まずは食事からコレステロールをとる。さまざまな症状を訴えている人の多くはコレステロール値が低い傾向にある。アプローチはやはり、コレステロールの積極的な摂取である。

## ストレスの影響を受けやすい性ホルモン

ステロイドホルモンと聞いて多くの人が思い浮かべるのは、アトピー性皮膚炎などアレルギー疾患に用いられるステロイド軟膏ではないだろうか。その副作用が問題にもなっているのだが、実は、ステロイドホルモンは体内でつくられ、生体維持に大きくかかわっているホルモンなのだ。

ステロイドホルモンは「抗ストレスホルモン」とも呼ばれ、私たちの体エネルギーの利用を助ける働きをしている。血糖値を下げるホルモンとしてはインスリンが知られているが、ステロイドホルモンは血糖値を上げるように働く。また、体に必要な水分を維持する際にも働いている。さらに、気分を高揚させる働きを持つなど、私たちの体が、あるいは心が強いストレスを受けたときに多く分泌され、交感神経を刺激するように働く。抗ストレスホルモンと呼ばれるゆえんは、ここにある。

さて、ここで図8（137ページ）を見ていただきたい。コルチゾール（ステロイドホルモン）は副腎皮質でつくられているが、原料はコレステロールだ。その経路を見ると、テストステロンやエストラジオールなどの性ホルモンよりステロイドホルモンが上流にあることがわかる。この経路により、ステロイドホルモンが多くつくられ続けると、女性ホルモン、男性ホルモンの産生量が減ってしまうとも考えられる。

ホルモンがつくられる優先順位はステロイドホルモンのほうが上だ。ということは、ストレスを受ける生活が続けば、性ホルモンはつくられにくくなってしまうということだ。

通常、ストレスというと、衝撃的なダメージがあったときに受けるものというイメージがある。ところが、私たちがそれと気づかずに受けているストレスは山ほどある。たとえば、風邪をひいたというときもストレスになる。暑い寒いなど、毎日の天候の変化にストレスを受けることもある。

もちろん、突然リストラを言い渡されたり、離婚したり、人生の一大事にストレスを受けることもある。また、身内に不幸があったり、仕事の人間関係に悩んだり……といったことが続けば、大きなストレスにならないわけがない。副腎皮質からはさかんにホルモンが分泌され続け、ステロイドホルモンとして優先的に使われていくのである。

ストレスを受け続ければ、性ホルモンの産生は後回しにされる可能性が高い。そこでオーソモレキュラー療法的なアプローチでは、ホルモンの原材料である「コレステロール」に注目する。原料を増やし、ホルモンが必要量つくり出されるようにするというわけだ。もちろん、同時にストレス・マネジメントを行うことも大切だ。

さらに脳に関してはコレステロールの下流にあるＤＨＥＡにも注目したい。ＤＨＥＡは、デヒドロエピアンドロステロンのことで、副腎や卵巣からつくられるホルモンの一種。別名「若返りホルモン」とも呼ばれている。ＤＨＥＡは、性ホルモンのバランスをとるためだけでなく、脳の機能を若々しく保つためにも非常に重要だ。

私も80代後半のエネルギッシュな患者さんにDHEAの値を血液検査で調べさせてもらったことがあるが、驚くほど高かった。ただし、DHEAは、欧米では非常に多くの人がアンチエイジングなどを目的に使用しているが、日本ではサプリメントとして製造販売をすることができないため、必要な場合には個人輸入などによって入手する必要がある。食材では、ヤム芋、自然薯《じねんじょ》、山芋などに含まれている。

## ホルモン補充療法が、かえってホルモンを減らす!?

コレステロールの値が上昇してくるのは、性ホルモンの減少に対応する目的の生理反応であることは、すでにお話しした。その時期にその値が、体が必要としている基準であり、無理にコレステロールの摂取量を下げたり、上がったコレステロール値を薬で下げたりするのは、生体に仕組まれた自然の流れを阻害することになるのだ。

同様に、ホルモン量の調整を薬（ホルモン剤）で行うことにも、問題点がある。不調を訴えて婦人科の門を叩くと、血液検査でホルモン量を測られる。検査の結果を見て、女性ホルモン量に不足が認められ、治療の必要ありと判断されれば、女性ホルモンを経口摂取するか、皮膚から吸収させる方法で補うのが、現在の医学的なアプローチだ。こ

## 図8　コレステロールの代謝経路

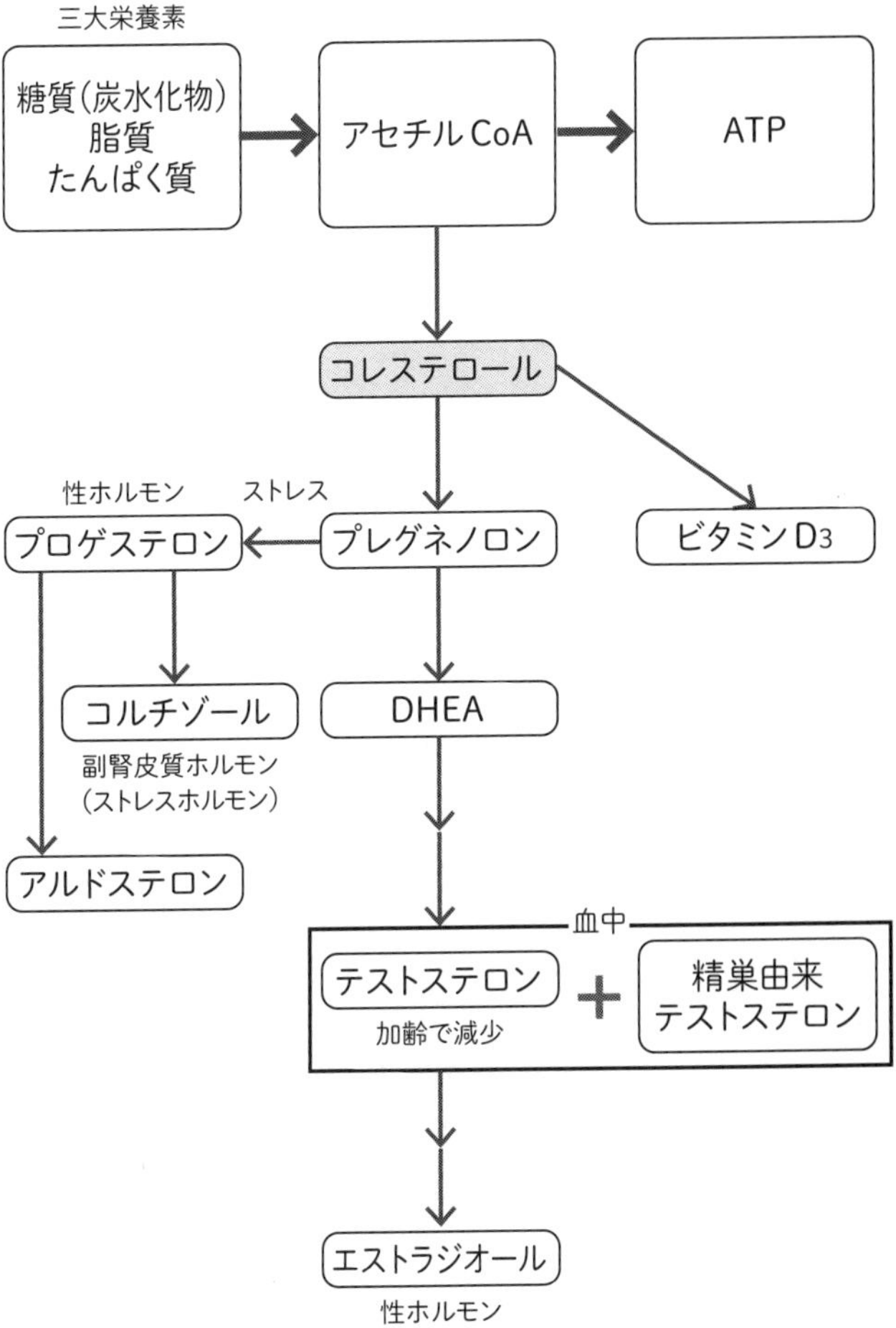


コレステロールは、性ホルモン(テストステロン、エストラジオール、プロゲステロン)、ストレスホルモンなどの重要なホルモン合成の出発点となっている。

れは「ホルモン補充療法」といわれている。

不足している量の女性ホルモンを補えば、たしかに調子はよくなる。不調が改善したと感じる人が圧倒的に多いだろう。必要量が満たされるのだから、当然ではある。

しかし、ここで新たな問題が生じてくる。いったんホルモン剤で補ってしまうと、生体に仕組まれた機能が停滞、あるいは劣化してしまうのだ。

そのメカニズムはこうだ。女性ホルモンは、脳にある中枢系からの伝達、指令によって分泌されている。視床下部から分泌されるホルモンによって、脳下垂体から性腺を刺激するホルモンの量が調節される。この脳下垂体から分泌された性腺刺激ホルモンによって、卵巣や精巣から分泌される性ホルモンの量が調節されているのだ。

つまり、性ホルモンが足りなくなると、視床下部や脳下垂体などの中枢系からの刺激が強くなり、性ホルモンの不足を補うのである。

ところがホルモン剤は、こうした流れを断ち切ってしまう。

「ホルモンの量は十分なようだから、分泌の指令は出さなくていいな」

脳の中枢系はこう判断してしまい、ホルモン剤として投与されたホルモンによって、自らの女性ホルモンを出すように促す刺激ホルモンを出さなくなるのだ。その結果、衰えはじめた卵巣の機能はさらに低下してしまうのである。

ホルモン剤を使うことの問題は、使っているあいだではなく、やめるタイミングの難しさにある。治療をはじめて不調が改善したら、すぐにでもホルモン剤がやめられるかといえば、そうはならない。卵巣の機能が低下しているのだから、いきなりやめてしまうとさまざまな弊害が予測される。

また、ホルモン剤の投与には、乳がんのリスクが高まるという指摘もある。子宮筋腫をはじめとした婦人科系の臓器への影響も否定されていない。男性の場合は、男性ホルモンを投与すると凶暴性が増すといった報告もある。薬剤にはこうした副作用への懸念が、常につきまとっているのだ。

もう1つ、「エクオール」についても触れておこう。

ヒトの腸内から発見したエクオール産生菌である、ラクトコッカス20‐92乳酸菌。これは、イタリアのチーズからも発見された、安全性の高い乳酸菌である。

この乳酸菌で大豆を発酵させてつくったサプリメントが市販されており、女性の更年期症状に非常にシャープに効くといわれている。

古くから、大豆イソフラボンは女性の更年期障害に対して効果があることが知られており、植物性エストロゲンと呼ばれていた。

大豆イソフラボンは、その化学構造式がエストロゲンにそっくりだから、エストロゲンが不足してきた更年期の女性が適切な量の大豆イソフラボンを摂取すると、とても調子がよくなるのだ。

このような天然のイソフラボンには、ダイゼイン、ゲニステイン、グリシテインの3つが含まれていて、それぞれが腸内細菌によって変化を受けたあとに吸収される。このうち、ダイゼインは特殊な腸内細菌によって変化を受け、エストロゲン活性のより強いエクオールとなって吸収される。

ところが、日本人の約半数の割合の女性は、腸内細菌の作用によってエクオールをつくれないといわれている。そのような人には、エクオールの摂取は有効だ。

ただし、デメリットもある。エクオールの摂取をやめると、急激に更年期の症状が出ることがあるのだ。エクオールは、エストロゲン受容体への結合能力がもっとも強いため、その効果も強い。だからこそ、やめるとエストロゲンの作用が急激に弱まり、更年期のような症状が出てしまうのだろう。

その点、自然由来の大豆イソフラボンは、作用もマイルドではあるが、量を減らしたり、服用をやめたりしても、離脱症状のようなものはなく、安全に使用することができる。

いずれにしても、なるべくホルモン剤を使わず、ホルモンの減少に対応する方法を選ぶべきだろう。私たちが行っているオーソモレキュラー療法なら、それが可能である。具体的には、ホルモンの材料であるコレステロールや、自然由来の女性ホルモン様のイソフラボンなど、そのとき体に必要と思われる栄養を送り込むのである。しかも、補充する栄養素は天然に近い混合物で、活性化されていない前駆体として補充するのが原則だ。そして十分な量を補充したあとは、腸や肝臓などの調節機能にまかせて、体にも負担をかけないようにする。

ホルモンの減少は「老化」の目安になるという考え方がある。しかしオーソモレキュラー療法では、たとえ機能が低下していたとしても、その機能があるかぎり、十分な〝材料〟を入れていれば、落ちてしまった機能を回復できると考える。実際、オーソモレキュラー療法では、たくさんの人がホルモン剤を使わずともホルモン値を上げているのだ。

## 中年期の不調を「更年期障害」で片づけてはいけない

もし、家事の最中にやけどをしたら、外科に行くと決まっている。風邪をひいたら受診するのは内科。これも迷うことなく「科」を選択することができる。しかし、「なんだかおかしい」と感じる症状があるといった場合は、どの科を受診していいのか判断に迷うことはないだろうか。

迷ったあげく、受診した科で「更年期障害」「○○症候群」「自律神経失調症」といった、これもどう対応していいのかわからない病名が下されたら、さらに迷うことになる。

私のクリニックに来院された方にこんな女性がいた。その人は60歳。仮にAさんとしよう。

「急にやる気がなくなってきたんです。疲れやすくなって、毎日の家事をするのも億劫になってきて……」

主治医にそう訴えたところ、「遅れてきた更年期だね。放っておいても大丈夫だよ。そのうちよくなるから」という診断だったという。Aさんは毎日を不調を抱えたまま過ごすのはつらいので、心療内科を受診したそうだ。そこで下されたのは「うつ」という病名だったのである。

Aさんが私のクリニックに来たのは、そんな経緯があってのちのことである。さっそく血液検査をしてみると、なんと、Aさんは糖尿病だったのだ。

実は、糖尿病はうつ症状を発現することが多い。イライラしたり、怒りっぽくなったり、〝キレる〟という言葉があてはまるほど、急激な感情の起伏をあらわすこともある。Aさんのようにやる気がなくなり、疲労感を強く訴える人もいる。

こうした症状のあらわれは、ホルモンと大きく関係している。血糖値は通常、食事をしたあとにゆるやかに上がり、3～4時間が経過して空腹を感じる頃になると、食事をする前のレベルと同程度の値になるのが望ましい。この経過には血糖値を下げる働きをするホルモンであるインスリンと、血糖値を上げる働きするグルカゴン、アドレナリン、ノルアドレナリンやコルチゾール（ステロイドホルモン）といったホルモンが働いている。

このホルモンの分泌に乱れが生じたときに糖尿病、あるいは「低血糖症」といった病名が下されるのだ。

低血糖症とは、その名称から血糖値が低いことによる病気と思われがちであるが、そうではない。安定した血糖の上昇と低下を保つことができなくなるため、さまざまな身体症状があらわれるものだ。血糖値の調節がうまくいかないという意味では、糖尿病と表裏一体の関係にあると言える。

ただ血糖値が低いだけでなく、血糖値スパイク（食後高血糖）が起きていたり、上がったかと思ったら急下降したり、低く推移したりといったパターンがあり、いずれの場合もホルモンが関与し、自律神経系に乱れを生じさせてしまう。

インスリンなのか、そのほかのホルモンなのか、どのホルモンが優位に出てくるかであらわれる症状は違うが、集中力がなくなったり、イライラや不安感が増したり、眠気をもよおしたり、手のしびれや動悸、頭痛……などといった症状を訴えるようになるのだ。

さて、これらの症状だが、更年期障害であらわれるものと似てはいないだろうか。あるいはうつと診断される症状と酷似してはいないだろうか。

そう考えると、Aさんが、主治医から「更年期障害」と告げられたのも、心療内科で「うつ」と診断されたのも、うなずける話ではある。しかし、症状という〝結果〟しか見ていないため、その背景にある〝原因〟には気づかない。だから、このような誤診が起こってしまうのだ。

実は、「更年期障害」「〇〇症候群」「自律神経失調症」といった病名は、定義が曖昧《あいまい》なぶん、医者としても診断を下しやすい便利な病名だ。

「なんだかわからない不調を抱えたままより、病名がつけば、とりあえずは安心」

患者側にはそういった心理もあるかもしれないが、症状という〝結果〟には、必ず〝原因〟があるはずだ。〝原因〟に直接アプローチしなければ、体にあらわれた症状を消すという対症療法を繰り返すだけで、根本的な改善にはならないのではないか。

基本に立ち返れば、人間の体と心をつくっているのは、食べ物から摂取した栄養である。体には、さまざまな化学物質をつくり出すという壮大なメカニズムが備わっている。その〝原料〟は栄養にある。

老化の代名詞のようにいわれている「更年期」にも、栄養の問題がからんでいる可能性がある。「年齢的に仕方がない」とあきらめる前に、今一度自分の栄養状態を見直してみてほしい。

## 男性更年期にも有効なオーソモレキュラー療法

「病気ではないのに、なんとなく疲れやすい」

「突然ほてったり、汗が噴き出ることがある」

女性の更年期障害の話のようだが、そうではない。

近年、女性の更年期障害と同じように、男性の更年期障害（ＬＯＨ症候群）も注目されている。男性タレントがその症状をメディアで語ることもあり、もはや隠すようなことではなくなっているのだ。

女性の場合は、女性ホルモンのエストロゲンの分泌が急激に減少する閉経前後に症状があらわれることが多いが、男性の場合、男性ホルモンのテストステロンは、加齢とともに少しずつ、穏やかに減少していく。そのため症状があらわれる時期ははっきりしておらず、症状が治まる時期もはっきりしていないことが多い。

症状としては、先ほど触れたような疲労感や発汗、ほてりのほか、頻尿、肥満や内臓脂肪の増加（メタボリックシンドローム）、そしてイライラや不安やうつ症状、不眠、意欲や集中力の低下といった精神症状、ＥＤや性欲の低下といった性機能の症状など、多岐に渡る。

男性の更年期かどうかは、テストステロンの血液検査をすることでわかる。

ただし、テストステロンの値が低いからといって男性更年期と診断されるわけではない。「総テストステロン」のうち、全体のわずか1～2％を占めるだけの「遊離型テストステロン」の血中濃度を測り、更年期かどうかを診断するのだ。

そのうえで男性の更年期障害と診断された場合は、治療の手段としてテストステロンを注射する、男性ホルモン補充療法が行われることが一般的だ。

オーソモレキュラー療法的には、亜鉛の補充が優先される。精巣は、細胞分裂を盛んに行い、精子をつくっている。亜鉛は、細胞分裂のために必要であるだけでなく、精子には大量の亜鉛が含まれているため、LOHでは最優先の栄養素になる。さらに亜鉛の働きを補助するビタミンA、亜鉛と同様に精子に大量に含まれるオメガ3系の脂肪酸であるDHAも重要な栄養素である。

ところで、男性ホルモン（テストステロン）が高いとハゲやすい、前立腺肥大になりやすい、などといわれることがあるが、実際はそのような単純な話ではない。

ここで知っておいてほしいのが、DHT（ジヒドロテストステロン）についてである。DHTとは、テストステロンと5αリダクターゼという酵素が結びつくことで生まれる悪玉の男性ホルモンのことである。

DHTの増加と、男性型脱毛症（AGA）は深い関係があるといわれている。DHTが毛乳頭細胞にある男性ホルモンレセプターにくっつくと、脱毛因子を生み出すのだ。

ただ、薄毛の原因とされて嫌われがちなDHTも、悪いことばかりしているわけではない。人の成長する過程においては、必要となるホルモンだ。男性の一生においてDHTが増える時期は3回ある。

・胎児期……男性の外性器（陰茎・陰嚢）の発達
・思春期……体毛や声変わりの発現
・成人期……AGAや皮脂分泌、前立腺肥大など

こうしてみると、第一次性徴や第二次性徴といった、成長する過程で男性ホルモンの役割を高めたい時期に、DHTが増えるのがわかる。非常に重要な役割を果たしているのはわかるが、成人男性においては、あまり喜ばしくないようである。

薄毛予防や前立腺肥大を予防するためには、DHTを抑制する必要がある。

そこで、オーソモレキュラー療法の出番である。DHTを減らす代表的な栄養素を紹介しよう。

・亜鉛……レバー、牡蠣、牛肉、魚介類、煮干し、パルメザンチーズなど
テストステロンと結合することでDHTを生み出してしまう、5αリダクターゼの抑制

作用があるため、結果的にＤＨＴの生成が抑制される。

・**ビタミンB6……牛肉、豚肉、鶏レバー、魚の赤身、ピーナッツなど**

亜鉛同様、５αリダクターゼの抑制作用があるため、結果的にＤＨＴの生成が抑制される。

・**大豆食品……納豆、豆腐、厚揚げ、豆乳など**

イソフラボンが女性ホルモンの「エストロゲン」と似た働きをする。相対的に、男性ホルモンを減少するため、ＤＨＴの生成が抑制される。５αリダクターゼの働きを阻害する効果も期待できる。

そしてもう1つ、栄養素ではないが、ノコギリヤシも付け加えておこう。

ノコギリヤシは、その名の通りヤシ科のハーブの一種で、サプリメントとしても販売されている。５αリダクターゼの働きを阻害する効果が期待でき、炎症に関与する生理活性物質ＬＴＢ４を阻害し、毛根部の炎症を抑制する。

# 第5章　最新栄養医学でいつまでも若い脳と体をつくる

## 症状・悩み別のおすすめ栄養素

### 脳と体の悩みは栄養で解決できる！

「最近集中力が続かなくなってきた」

「人の名前がパッと出てこなくなって。『あれ』とか『ほら』とかばかり言っている」

少しだけ、以前とは違う自分を感じて〝老化〟を思い知る。そう感じはじめた人のなかには、半ば「年だから」とあきらめてしまっている人もいる。

しかし、本書を読み進めてきた人は、すでにわかっているはずだ。「脳の老化」は予防できる。もちろん老化は徐々に進んでいくし、そこに完全にストップをかけることは不可能だ。しかし、年齢レベルを若くすることは不可能ではない。若返るチャンスはけっしてゼロではないということだ。

雑誌にはよく「アンチエイジング」というタイトルで特集が組まれる。その対象となるのは、女性雑誌なら「肌」ということになるのかもしれない。肌の若返りは女性にとって大きな関心事だ。また、書店をのぞけば、単行本にもアンチエイジングの言葉が並ぶ。「肉体」の若返りや、「脳」についてのアンチエイジングを示唆する本も並んでいる。若返ることへの願いと期待がそこに見てとれる。

また、「ピンピンコロリ」という言葉を聞いたことはないだろうか。「ピンピン」と元気に生きて、最後は誰にも迷惑をかけずに「コロリ」と逝くということだ。長生きするにしても、寝たきりになったり認知症になったりするのは避けたいと誰もが思っているだろう。

オーソモレキュラー療法の立役者・ホッファー博士は、亡くなる寸前まで難解な文献を読み解いて講演をこなすほど、クリアな頭脳を持ち続けた。自ら車を運転してスーパーマーケットへ買い物にも行く、料理も自分でつくり、大きなステーキもペロリと食べる……彼は91歳でそのときを迎えるまでアンチエイジングを実践した人といえる。

その方法は徹底した栄養アプローチだった。食事から基本的な栄養を摂取し、不足している栄養素はサプリメントで補う。年齢が上がってくれば食事からの栄養摂取だけでは次第に追いつかなくなってくる。ホッファー博士は、そのことを誰よりもよく知っていた。

栄養には、老化を止める、あるいは今より若返る可能性が秘められている。ではこれから、どんな症状にどんな栄養素が効果を発揮するのかを詳しく説明していこう。

## 認知症予防――イチョウ葉エキス

**[摂取のポイント]**

イチョウ葉に含まれるエキスが主成分ではあるが、黄色になる前の緑葉から抽出したもので、40種類のフラボノイドやテルペンラクトン（ギンコライド等）、その他250種類以上もの有効成分が含まれる。イチョウの葉そのものを摂取しても効果は期待できない。そのため、サプリメントの形で摂取する方法が一般的。

**[注意点]**

イチョウ葉エキスに含まれるギンコール酸にアレルギーが出る場合があるため、この成分を除去したものを選ぶとよい。

**[こんな効果も]**

脳梗塞、脳血栓予防。血圧コントロール。血流の改善。記憶力アップ。むくみ、冷え症、肩こり、腰痛、むち打ち症の改善。肌の色ツヤがよくなる美容効果も。

## 多くの国で使用されている認知症予防薬

日本にはかつて、認知症に効果ありとした薬が多く認められていたが、検証の結果、どれも期待する効果はないとして、一気に取り消しになってしまったことがあった。また、日本の医療制度では、天然成分を用いた薬剤が保険で認められることは、ほとんど期待できない。

しかし、ヨーロッパでは認知症への有効性が確認された生薬成分については、医薬品として認められている。その代表的なものが「イチョウ葉エキス」だ。

イチョウ葉エキスは天然由来なので、当然さまざまな成分が含まれている。認知症予防にはそれらの成分が総合的に作用しているが、なかでも有効性の主役となっているのは、含まれるフラボノイドにある。

フラボノイドは、赤ワインに含まれるとして有名なポリフェノールの親戚のような成分だが、イチョウ葉エキスの特徴は、フラボノイドが30種類以上も含まれていることだ。また、イチョウ葉エキスにはギンコライドというイチョウの葉にしか存在しない特有の成分が含まれていて、それらが相乗効果を発揮することがわかっている。

イチョウ葉エキスの最大の作用は「抗酸化」だ。酸化ダメージを受けやすい血管を拡張させて血流を促す。とくに脳の血流を増やす作用が、イチョウ葉エキスには強い。

さらに、血小板を固めないので、脳血栓をつくりにくくするという作用も備えていることが確認されている。認知症を発現するダメージに、このイチョウ葉エキスが持つフラボノイドとギンコライド成分が有効に働いていることが、海外では医薬品として認められる根拠になっているのだ。

イチョウ葉エキスについては、日本でもさまざまな研究報告がある。元結城病院院長の大木昌衛氏、東和病院名誉院長の稲生綱政氏、山梨医科大学名誉教授の上野明氏らが行った「老人性認知症に及ぼすイチョウ葉エキスの影響」という臨床研究では、イチョウ葉エキスをとると認知症は改善し、中止すると下がり、さらに投与すると症状は改善するという結果が出ている。具体的な改善内容は、

・物忘れがなくなる
・幻聴、徘徊がなくなる
・認知症の判定評価が改善する

というものだ。また、アメリカの医学会からは、「認知症患者の進行を遅らせ、精神状

態の安定に有効」との報告もある。

現在、イチョウ葉エキスはドイツ、フランスをはじめ、ヨーロッパでは医薬品として認められているが、日本ではサプリメントとして使われている。

また、イチョウの葉にはアレルギーを起こすギンコール酸という成分が含まれているところから、この成分を除去したもの、という基準もある。サプリメントとしてとる場合は、ここを選択基準に選びたい。

## 認知症の2つのタイプ

認知症には大別して２つのタイプがある。１つは「アルツハイマー型認知症」、もう１つは「脳血管性認知症」だ。予防には、いずれもイチョウ葉エキスが効果的だが、それ以外にも効果を発揮する栄養素がある。以下、この２つの違いを見ていこう。

・アルツハイマー型認知症
多くの場合、脳が萎縮することによって起こる。脳をＣＴなどで画像診断して萎縮《いしゅく》が認められれば、アルツハイマー型認知症と診断されるが、脳の萎縮に伴う症状があることが前提だ。アルツハイマー型認知症の特徴的な症状には、記憶力の低下があげられる。記憶力の低下は、記憶の喪失といった段階を踏んで進行していく。

脳の萎縮がなぜ起こるのかについては、近年さまざまな研究報告があるが、その1つに、神経伝達物質のアセチルコリンの減少が関与しているのではないかという指摘がある。

アセチルコリンはリン脂質の一種で、細胞膜を構成している重要な物質だ。しかも神経伝達という大切な役割も担っている。この物質が不足することがアルツハイマー型認知症になんらかの影響を及ぼしている可能性が高いといえる。

現在、アルツハイマー型認知症に使用されている薬に、アセチルコリンエステラーゼ阻害薬（アリセプト、レミニールなど）がある。これはアセチルコリンの分解を防ぐものであり、量そのものを増やすためのものではないため、治療には限界がある。

アセチルコリンの量を増やすことを目的とするなら、食材に含まれるレシチンを原材料としてとることをおすすめする。大豆や卵、レバーなどに多く含まれているが、食材から取り入れられる量は、残念ながらきわめて微量なため、サプリメントを使うほうが効率よくとれる（レシチンについては172ページで詳述）。

アルツハイマー型認知症には、先に触れたように、萎縮した脳内にアミロイドβと呼ばれる老人斑が多量に発生する。アミロイドβは酸化ストレスによって起こっているのではないかといわれているが、脳がもっとも酸化されやすい器官であるということを考えれば、アミロイドβの正体が酸化によるものである可能性は高い。そして付け加えれば、アミロイドβの蓄積を加速させているのが「糖化」なのだ。

抗酸化に効果的なビタミンC、ビタミンEをとることは、アルツハイマー型認知症の予防と治療につながる可能性が高い。ただし、抗酸化力を期待するには、食事から摂取する量では、圧倒的に足りない。

アルツハイマー型認知症を発症するリスクとしてあげられているのは、酸化ストレスだけではない。低コレステロール、とくにHDLコレステロールが低い人に発症のリスクが高いという報告もある。昨今のメタボ対策ではカロリー制限による減量が推奨されているが、脂肪の制限によるコレステロール低下のリスクも知っておくべきだろう。

**・脳血管性認知症**

このタイプは、脳内にできる小さな梗塞がおもな原因と考えられている。血管のなかに小さな塊（血栓）ができて、それが脳の血流を妨げてしまい、脳の機能に影響を及ぼしてしまうのだ。実は日本人の場合、認知症と診断された人の2割程度が、この脳血管性認知症なのである。

脳血管性認知症では、血栓を溶かし、つくらせないということに主眼をおき、治療がおこなわれている。現在、脳血管性認知症の治療薬として使われているのは、ごく少量のアスピリンだ。血栓をつくらせないことを目的に処方され、その効果は脳卒中、脳梗塞の再発予防に期待できるものとして大々的に研究成果が報告されている。

たしかに、血液が固まりにくいという点で、血栓ができる予防効果は期待できる。ところがデメリットもある。血液が固まりにくくなってしまうというのがそれだ。アスピリンを常用している人には、ちょっとぶつけただけで体にアザができるといった皮下出血を起こしている人が、実に多い。

歯科治療では、抜歯の際にアスピリンを服用しているかどうかの問診がある。抜歯には出血が伴うが、アスピリンを服用している人は出血が止まりにくいため、事前に問診でそれを聞くのだが、この現象は当然、脳内でも起こっていると考えられる。

つまり、アスピリン投薬の治療には、血栓をつくりにくくするという効果が一方にはあるものの、出血のリスクも高くなる。脳梗塞は防げるが、脳出血のリスクは高まっているということが研究で確かめられているのだ。

さらに、血栓ができた状態を「虚血」というが、血流が再開するとどうなるか。実はこのとき、活性酸素がもっとも増えることもわかっている。血流は増えるが、同時に活性酸素が、周辺脳組織に強いダメージを与えてしまうのだ。この反応を防ぐためには、虚血が起こってから、血流が再開するまでの時間が決め手になる。このため、脳梗塞が疑われたら、できるだけ早く専門施設に行かなくてはならない。

オーソモレキュラー療法のアプローチでは、血栓をつくらせないように、血栓ができたとしてもそれをゆるやかに解消していくのが、もっともベストな方法だと考える。そのためには、イチョウ葉エキスは非常に効果的だと言える。また、ＥＰＡを多く含む青背の魚が日常的に食卓にのぼる食生活も、予防に役立つだろう。

## 「塩分控えめ」でも血圧が下がらない人もいる

認知症の予防には血圧のコントロールが非常に重要だといわれている。実際、梗塞などを原因とする脳血管性認知症では、降圧薬による治療で認知症の発症がおよそ50％減少したという報告もあるが、アルツハイマー型認知症に対しても、血圧のコントロールが大きくかかわってきていることがわかってきたのだ。

「血圧が高めだからと、健康診断のたびに言われる。塩分控えめの食事を心がけてはいるんだが……」

血圧は1日を通して、通常は一定ではない。朝起きたときにまず上がり、日中は体を動かす、仕事をするといった態勢を整えるためにさらに上がる。夜になると次第に下がり、就寝時はさらに下がっている。

病院へ行き、診察を待ちながら血圧を測るというのがあたり前に行われているが、実はこの測り方では正しい血圧値が出ないのだ。それはそうだ。病院という非日常の場で、病気が見つかるかもしれないという不安を抱えている日中の血圧は、当然高いものにならざるを得ない。前日よく眠れなかったりすれば、血圧値はさらに正確なものではなくなる。

もちろん、高血圧は高いまま放っておけば、血管の老化につながり、さまざまな血管系の病気をはじめ、認知症の危険は増すが、逆に、下げる必要のない血圧を降圧薬で下げることにも問題が生じる。血圧の下の値が低すぎると、アルツハイマー型認知症を発症するリスクが高くなるという報告もあるのだ。

高血圧の食事指導では、「塩分控えめ」があたり前のように言われている。高血圧でなくても、「塩分悪者」感は広く浸透していて、塩分控えめの食事が健康にいいというのが〝常識〟になっている。

しかし実は、塩分を控えめにしても、必ずしも血圧が下がるわけではないといったら驚かれるだろうか。

高血圧で塩分の過剰摂取が問題になるのは、ナトリウム依存型の場合だ。腎臓にあるナトリウムを排泄する機能が低下していると、体外に排出されるはずの塩分が蓄積してしまい、それが影響して血液量が多くなり、血圧が上がってしまうということが起こる。このようにナトリウムに反応しやすい人が塩分を過剰にとると、確実に血圧は上がるため、塩分摂取には慎重でなくてはならないし、降圧効果も期待できる。

しかし実際には、塩分以外のところに問題があって高血圧になっているケースも、多々あるのだ。ナトリウム制限の食生活をしても血圧に変化がない人は、自分の高血圧の原因がナトリウム以外のところにあると疑ってみるべきだろう。ナトリウム以外の高血圧の原因としては、血糖値をコントロールしているインスリンが影響しているという説もある。

ナトリウムは、体に欠かせない大切な働きを担っている。熱中症時には水分だけでなく塩分も摂取することがすすめられるが、ナトリウムが不足すると、だるさや疲労感が出てくる。先ほどもお話ししたが、血圧の下の値が低いことがアルツハイマー型認知症を発症させるリスクもある。塩分の控えすぎも問題だ。

血圧のコントロールは大切だが、減塩に偏りすぎた食生活には、疑問が多く残されていることは知っておきたい。

## 脳梗塞予防――ナットウキナーゼ

**［摂取のポイント］**

納豆に含まれる酵素。納豆を食べる方法もあるが、胃腸で消化される際に分解されてしまうことがほとんど。サプリメントで摂取するのがおすすめ。起床時と就寝前に摂取すると効果的。

**［注意点］**

有効成分は納豆のネバネバにあるので、よく練って食べるとよい。サプリメントを選ぶ際は、胃で分解されないで小腸まで効率よく到達する腸溶性タイプを選ぶようにする。

**［こんな効果も］**

手足の冷えの改善。飲酒・喫煙・ストレスが多い人、メタボリックシンドロームと診断されている人にもおすすめ。

## 怖いのは〝沈黙の脳梗塞〟

脳梗塞は、脳の動脈や頸動脈に血栓が詰まる、あるいは心臓内にできた血栓が、血流に乗って脳内に移動して血管を詰まらせ、突然の発作に見舞われて起こる。

発作が起こった場合には、半身に麻痺《まひ》が生じたり、手足の機能が損なわれたり、言語に影響が出るなどといった障害が残るケースが多く、回復するためのリハビリを余儀なくされる。

脳梗塞といえば、こうしたケースのように、ある日突然発作が起きて倒れるといったことがイメージされるが、明らかな脳梗塞以外に、脳のなかに小さな梗塞（血栓）ができることがある。これが「ラクナ梗塞」だ。

ラクナ梗塞は、大きさにすると直径15㎜以下と小さいものだ。脳内にこの梗塞ができても、ほとんどは無症状であることが多い。

しかし、それと気づかずにいると、脳内の血液の流れは次第に滞るようになり、大きな梗塞へとつながる可能性が高くなる。これが脳血管性認知症の原因となることは、先ほど述べた通りだ。

日本人の場合、認知症が起こる約半数は、このラクナ梗塞をはじめとした血管障害が原因となっている。予防は前倒しして講じておくことが最善策といえるだろう。

ラクナ梗塞が起こっていてもほとんどは無症状だとお伝えしたが、実は兆候として見られる症状がないわけではない。たとえば、こんなことを感じたことはないだろうか。

「最近、歩いていてよくつまずくんだよね。これって年のせいかな?」

「前は本を読むのが好きだったんだけど、年々読む量が減ってきたなぁ」

「目がかすむようになって、ものが見えづらくなってきたんだよね」

実はラクナ梗塞は、脳の老化を意味している。

以前とは違うと感じながらも、「年だから」とさらりと流してしまっているかもしれない。しかしそれは、脳の血流が悪くなった結果、徐々に脳の機能が落ちているからかもしれないのだ。

こうした〝沈黙の脳梗塞〟には、常日頃からの予防策が重要だ。人間はどうあがいたところで、ある年齢を迎えれば体のいたるところに、なんらかの危険因子を抱え込むものだ。

それに対抗できるかどうかが、アンチエイジングの要《かなめ》になる。

今はＭＲＩの技術が向上してきているので、小さな梗塞も見つかるようになってきている。「以前とは違う」と思ったら、一度検査をしてみることをおすすめする。

オーソモレキュラー療法的な予防法としては、血栓を溶かす作用のある「ナットウキナーゼ」で対策をしておきたい。

## 納豆を食べるよりもサプリメントの摂取が効果的

ナットウキナーゼは、そのネーミングの通り、納豆の成分だ。「キナーゼ」は酵素という意味だから、納豆酵素ということになる。

血栓は、たんぱく質が主成分（フィブリン）となってできる。傷ついた血管を修復するなどの作用をして、通常であれば作業完了後は溶けて流れていくのだが、加齢に伴い、あるいはストレスを受けるなどといった刺激が加わると、この作業が滞り、血栓が溶けにくくなる。これを溶かす作用を持つのがナットウキナーゼだ。

血栓を溶かす作用を持つ天然成分は非常に少ない。なかでもナットウキナーゼは、ウロキナーゼなどの薬剤が短時間しか血栓溶解作用がないのに対して、長時間血栓を溶かす作用を持つ、きわめて優れたものなのだ。

そのため、寝る前に用いることによって、睡眠中に起こりやすい脳梗塞を予防でき、長時間の飛行機の利用によって起こる「エコノミークラス症候群（ロングフライト血栓症）」の予防や治療にも役立つ可能性がある。

ナットウキナーゼの有効成分は納豆の〝ネバネバ〟にある。納豆を食べるときは、ネバネバがかぎりなく白くなるまでかき回して食べるといい。

ところが、残念なことに、納豆の成分は食事からとるだけでは十分ではない。酵素は胃酸に弱く、小腸に届いて吸収されるまでの過程で激減してしまうからだ。やはり、サプリメントでとるのが効率的だ。なお、サプリメントは、胃で分解されないで小腸で解けるタイプのものを選ぶことをおすすめする。

## 記憶力アップ――イソフラボン

**［摂取のポイント］**

女性ホルモンであるエストロゲンと同様の働きをするが、ホルモン剤と違って副作用がないのが特徴。味噌、豆腐、納豆といった大豆製品に多く含まれている。

[注意点]

過剰摂取が問題だという意見もあるが、根拠は薄い。また、男性が摂取しても副作用などがないので、安心して摂取できる。

[こんな効果も]

更年期障害の症状緩和。肌のハリとツヤを改善するアンチエイジング効果。骨や血管の強化。男性は前立腺肥大、前立腺がんの予防、女性は乳がんの予防のためにとることをおすすめする。

## 一度閉経したのに生理が復活した女性

女性は閉経を迎えると、女性ホルモンであるエストロゲンが減少する。

エストロゲンは〝女性らしさ〟にかかわるホルモンだ。外見上の女性らしさをはじめ、子宮の発育を促すために必要不可欠なものだが、その役割を終えるときがやがてやってくる。それが閉経だ。

閉経して問題になるのは、いわゆる更年期障害と呼ばれるものだ。エストロゲンが不足することによって、頭痛やイライラ、のぼせやほてり、不眠といった不定愁訴と呼ばれる症状が出てくる。女性の多くは、このなんとも不快な症状に、日々悩まされることになるのだが、エストロゲンの減少が及ぼす影響はそれだけではない。

エストロゲンは、骨を強くしたり、血管を丈夫にしたりすることにも関与しているのだ。閉経後の女性に多くなるものに骨粗鬆症があるが、これもエストロゲンの減少が大きくかかわっている。血管がもろくなれば、動脈硬化などの発症にもつながる。エストロゲンの減少は、体のさまざまなところにも波及してくるのだ。

さらに、エストロゲンは脳の神経細胞の修復にかかわっているのではないかという指摘がある。脳の神経細胞の1つひとつは、その機能を終えてしまっても基本的に復活することはできないが、その代わり、たくさんの手を広げてネットワークの構築を行うことは、以前説明したとおり。そのネットワークを広げる作業に、エストロゲンが関与しているといわれているのだ。

閉経して以降、

「さっき名前を聞いたばかりなのに、すぐに忘れて思い出せないことがある」

「車の運転をしていると、とっさの判断ができなくて、ときどき怖くなることがある」

といった記憶力や判断力の低下を訴える人が多いのも、エストロゲンの減少が関与している可能性がある。

そこで、更年期を迎えたらとくに積極的にとりたい食品にあげられるのが、大豆製品だ。大豆には、体内に入ってエストロゲン様の作用をするイソフラボンが豊富に含まれている。そのため、骨粗鬆症を防ぎ、記憶力や判断力をアップさせる効果が、おおいに期待できるというわけだ。

なかには、イソフラボンを摂取することで、一度止まった生理が戻ってきた、という女性もいる。50代前半のその女性は、当初不眠の治療のために私のクリニックを訪れた。オーソモレキュラー療法を続けるうちに不眠はすっかりよくなり、「ほかにもいい栄養があれば試したい」ということで、私はイソフラボンをすすめた。すると、40代後半で止まっていた生理が、ある日突然再開したというのである。これには私も驚いた。

ご本人は、「あわてて生理用品を買いに走らなければならなくて困った」と言っていたが、生理があることは、卵巣がしっかりと働いている証拠でもある。

女性にとって、生理はいろいろとわずらわしい面もあるかもしれないが、女性の健康のためには大切なものだ。

更年期障害は、急激な性ホルモンの減少に伴い起こってくる。それをゆるやかにするためにも、更年期にはとくに積極的にイソフラボンをとって、減少する女性ホルモンを補っていきたい。

## イソフラボン過剰を心配しなくていい理由

大豆は日本の食卓に古くから根づいてきた。味噌汁の味噌は大豆からつくられているし、醤油もそうだ。豆腐は大豆からつくられ、納豆は大豆を発酵させてつくる。大豆料理のバリエーションも豊富に食卓に並んできた。

私たちは巧まずして、日常的に、体内に入ってエストロゲン様の作用をするイソフラボンを摂取してきたことになるが、ここで1つの疑問がわき上がってくる。

「体内でつくられるエストロゲンと、エストロゲン様の作用をするイソフラボンとのバランスはどうなっているの？　多くとりすぎてしまうことの問題はないの？」

しかしイソフラボンには、体内に入ってエストロゲン様の働きをするだけでなく、エストロゲンが過剰にならないように調整する作用もあるのだ。人間の体のメカニズムもさることながら、自然の物質が持つ作用には、目を見張るものがある。

また、イソフラボンは、閉経前にはエストロゲンの過剰症状を抑え、閉経によって不足してくるエストロゲンを補うようにも働く。ホルモン療法でエストロゲンを調整するのとは、この点でも大きく違う。

イソフラボンの過剰摂取を心配する声は、ほかにもある。エストロゲンには子宮内膜がんに関与する可能性があるから、イソフラボンの過剰摂取も問題になるのではないかというのがそれだ。

しかし、イソフラボンの摂取が〝過剰〟にならないという点で、この指摘はあたらない。むしろ、イソフラボンに含まれる成分ががん予防物質となりうることが、最近の研究で報告されている。

イソフラボンは、毎日の食事から摂取しても、自らのエストロゲン不足に応じてサプリメントから摂取しても、まったく問題はないのである。むしろ、積極的にとることをすすめたい。

ちなみに、エストロゲンは女性だけではなく、微量ながら男性の体でも分泌されている。骨の代謝を高めたり、血管を強くしたり、記憶力アップにもかかわるという意味では、男性にも効果的だ。年齢が高くなってきたときにとれば、前立腺の機能を維持するのにも役立つ。

イソフラボンをとりすぎても、女性ホルモンそのものであるエストロゲンと違って、体が女性化することはないので、ご安心を。

## 記憶力アップ――レシチン

【摂取のポイント】

脳内神経伝達物質・アセチルコリンの前駆物質がレシチン。卵黄や大豆製品に多く含まれている。なお、卵のリン脂質にはコレステロールの代謝を調整する働きがあるため、卵を食べても血中のＬＤＬコレステロール値が増加する心配はない。

【注意点】

アセチルコリンの合成にはビタミンＢ群が不可欠なため、同時にビタミンＢ群も摂取すること。

【こんな効果も】

認知症の予防。動脈硬化、高脂血症、肝疾患の改善。メタボリックシンドロームの予防や治療に。

## 認知症改善効果も認められた「脳の栄養素」

脳の機能にとって神経伝達物質がきわめて重要な存在であることは、何度も説明してきた。ドーパミン、GABA、セロトニンがよく知られているが、アセチルコリンも重要な役割を持つ神経伝達物質の1つだ。

記憶力の減退も、脳の老化を示す典型的な症状だが、記憶のネットワークを活性化する働きをしているのが、この神経伝達物質だ。記憶や学習能力を司っているのが、脳の海馬《かいば》という組織であることはよく知られている。その海馬には、アセチルコリン系神経が集中しているのである。

脳が老化し、萎縮してしまうアルツハイマー型認知症との関係はとくに深い。アルツハイマーの脳ではアセチルコリンが減少していることから、アセチルコリンの不足がアルツハイマー型認知症の1つの原因とも考えられているのだ。

アセチルコリンの合成にはコリン、ビタミン$B_1$、ビタミン$B_{12}$などがかかわっている。同時にこれらの栄養をとることが、アセチルコリンを増やすことにつながるわけだ。

通常、コリンはレシチン（フォスファチジルコリン）の形で、食材から摂取される。レシチンはコリンを約13%含むリン脂質だ。

レシチンはアセチルコリンの材料になるだけではなく、細胞膜の材料にもなっている。とくに脳の神経細胞の細胞膜にはたくさん含まれていて、多彩な働きをしている。血液に乗って運ばれる栄養の細胞内への取り込みや細胞内の老廃物の排出、神経伝達物質の放出や情報ネットワークの形成といった、脳の機能全般に深くかかわっているのが、レシチンなのだ。「脳の栄養素」と呼ばれるゆえんである。

レシチンが脳にとって重要な役割を果たしていることは、血液脳関門を通過するということからもわかる。脳内には、脳にとって不要な物質をシャットアウトする血液脳関門がある。レシチンは細胞膜を介して脳に届き、血液脳関門を難なくくぐり抜ける。

欧米では、アルツハイマー型認知症の患者に対する臨床試験も行われている。1986年にベルギーでは、軽度から中程度のアルツハイマーの患者35人を対象に臨床試験が実施された。レシチンを1日300㎎投与したグループとプラセボ（偽薬）を与えたグループを比較したのだ。

評価は投与開始時、1週間後、6週間後、投与終了後3週間目に行われたが、その結果、

6週間後にはレシチン投与グループに明らかな改善が見られたことがわかったのである。

１９９３年にはイタリアで同様の試験が行われている。対象患者は40〜80歳までの１１５名。レシチン投与グループには１日２００㎎のレシチンが3カ月間与えられ、プラセボグループと比較された。

結果は、投与中に目立った差はあらわれなかったものの、投与終了後3カ月目になって、投与グループに有効性が確認された、というものだった。これはレシチンの投与量が１日２００㎎と少なかったためとされている。

このほか、アメリカで行われた臨床試験でも「記憶力の改善が認められた」と報告されている。

認知症患者を対象にした臨床試験も多数行われている。それらでもやはり、記憶力の低下を改善することが確認された。

注目すべきは老化による記憶力低下に対する臨床試験だ。50〜70歳の１４９名を対象に、レシチン投与グループには１日３００㎎のレシチンを12週間投与し、プラセボグループと比較したところ、投与グループには、はっきりした若返り効果が見られたのだ。

試験開始時の平均年齢が64・3歳であったのに対し、投与終了後のそれは52歳と12歳もの脳の若返りが実現したのである。なお、プラセボグループの終了時の結果は、61・6歳であった。

こうした臨床試験からも、レシチンが文字通り「脳の栄養素」であることがわかる。

そのレシチンを多く含んでいる食品の代表が卵黄。レシチンの名は、ギリシャ語で卵黄を意味する「レシトース」が語源だ。また、納豆、豆腐、醤油、味噌などの大豆製品もレシチンを多く含む食品だ。脳の若さを保つためにとりたい栄養のトップランクである。

なお、レシチンをアセチルコリンに合成するには、ビタミンB群が欠かせないため、同時にとることが望ましい。

## 疲労回復——鉄

【摂取のポイント】

体内に酸素を運ぶヘモグロビンをつくっている。生理がある女性は毎月一定の量を消耗してしまうので、意識して摂取したい栄養素である。鉄の吸収を助ける働きのあるビタミンC（果物、野菜）と、たんぱく質（肉、魚など）も一緒にとるのがポイント。

【注意点】

ほうれん草やひじきに含まれる非ヘム鉄よりも、赤身肉などに含まれる動物性のヘム鉄のほうが、体に吸収されやすい。サプリメントを用いると摂取しやすい。

【こんな効果も】

貧血、冷え症、動悸、息切れ、頭痛、めまいや立ちくらみ、耳鳴りの改善。肌のシミや抜け毛の多い人、成長期の子どもにもよい。

## 10年前の健康レベルを取り戻す！

「この頃、疲れがなかなか抜けなくなってきた。駅の階段を上がっただけでも、息切れがして、疲れを感じる……」

同じような感覚を持っている人は少なくないかもしれない。これも老化を実感するときである。

疲労感とかかわりが深いのが鉄だ。鉄は血液のなかの赤血球のヘモグロビンをつくる成分。体の隅々に酸素を運ぶのがヘモグロビンの役割だから、鉄が不足してヘモグロビンが存分に働けないと、酸素の供給がうまく行われなくなる。

疲れやすい、疲れが抜けない、と感じるのはそのためだ。また、めまいや立ちくらみも鉄不足がおもな原因だし、酸素供給が不足すれば筋力が落ちて、重たいものが持てないということも起きてくるのである。

また、鉄はコラーゲンの再生ともかかわっている。コラーゲンは軟骨組織を構成する成分だ。鉄が十分にないと、つくられる軟骨コラーゲンの量が減る。「関節が痛い」などの老化現象が起きるのはそのためだ。

皮膚とコラーゲンの関係は誰もが知るところだが、鉄不足でコラーゲンの生成が悪いと、当然、肌のハリやツヤは失われ、髪の毛や爪の質も低下してくるのである。さらに、血管の壁のおもな材料もコラーゲンだから、不足すれば血管壁が弱くなり、アザや歯茎からの出血の原因にもなる。

このように鉄不足は深刻な問題を引き起こすのだが、それを助長しているのが、現代の食傾向だ。

「この間の健診でとうとうメタボを宣言された。しばらく肉は食べられない……」

「今ダイエット中だから、肉は食べないようにしているの」

男女とも肉を控えようとする人がいるが、鉄分が多く含まれているレバーや赤身の肉をシャットアウトすれば、鉄不足が起きるのは当然である。

また、食材に含まれる鉄の量も、昔と比べてかなり減ってきている。これはほかの栄養についても言えることで、生産方法が変わったのがその原因。だからこそ、意識して鉄をとるという姿勢が望まれるのだ。

肉をどんどん食べ、鉄不足を解消して、ぜひ、「疲れにくく、肌ツヤもいい」10年前の若さを取り戻してほしい。

## 鉄は女性の強い味方

令和元年の国民健康・栄養調査によると、成人女性の1日の鉄の摂取量は、7㎎前後とされる。しかし、女性にはこれではまったく足りない。生理で1カ月に30㎎の鉄が失われるからだ。単純計算でも、男性の倍はとる必要がある。

フリーラジカルを消す働きをするカタラーゼという酵素があることはすでにお話ししたが、このカタラーゼの生成には鉄が不可欠だ。日焼けをするとすぐシミになるというのも、老化を示す1つの現象だが、これはフリーラジカルの仕業。鉄の不足でカタラーゼが十分に働いていないのだ。

「去年まではシミなんかできなかったのに、今年はこんなに増えた……」

これは明らかにカタラーゼの活性が低下している証拠だ。早急に鉄の補充を考えるべきだ。鉄を十分にとり、体をいい状態にしておけば、シミやシワなどの肌のトラブルをはじめ、貧血や疲労からも解放される。女性にとって鉄は心強い味方なのである。

最近鉄をとりはじめた30代の女性は、ヘム鉄のサプリメントをとりはじめて2週間ほどで、疲れにくくなったことを実感したという。あるとき、仕事でどうしても徹夜せざるを得なくなった。20代の頃は徹夜しても翌日元気に乗りきれたが、30代になるとやはり体にこたえる。ところが今回は、20代の頃のように翌日も元気に過ごせたというのである。

駅の階段を上がる足取りも軽い。何より、時折感じていた立ちくらみがいっさいなくなったという。これも、鉄不足の改善による効果である。

さまざまな効果をもたらしてくれる鉄だが、残念ながら体に吸収されにくいという難点がある。ほうれん草やプルーン、ひじきなど、鉄がたくさん含まれている食品を食べても、吸収される量はわずかでしかない。とくに植物に含まれる非ヘム鉄は、含有量の約1~5%しか吸収されない。

これに対して、動物性のたんぱく質（レバー、赤身肉）に含まれるヘム鉄は、含有量の

10〜30％が吸収される。鉄の供給源としては、断然、肉が優れているのである。
サプリメントで摂取する場合は、ただの「鉄」ではなく「ヘム鉄」を選びたい。

## 人工的な鉄「フェロケル」の問題点

最近私が気になっているのが、「アミノ酸キレート鉄」のサプリメントの問題だ。「アミノ酸キレート鉄」とは、鉄不足の改善を目的に、グリシンというアミノ酸と結合したものである。これを推奨している書籍やＳＮＳなどの情報などが散見されるようになってきたのだ。

このサプリメントは、一般的には「ビスグリシン酸鉄キレート」などと呼ばれていて、「フェロケル」という商品名で知られている。日本国内では、製造販売が禁止されているため、海外から個人輸入するしか入手方法がないのが現実だ。

そして最近、血液検査をしてみると、鉄が過剰状態になっている患者さんが増えてきている。このような方は、クリニックに来る前から栄養についての知識が豊富な人が多く、話を聞くと、多くの人が「ビスグリシン酸鉄キレート」を服用しているのだ。

たしかに鉄不足は多くの栄養トラブルの引き金となり、鉄の摂取によって改善することも多いが、「鉄過剰」はかえって別の問題を引き起こしてしまう。過剰な鉄が肝臓や心臓、内分泌器官にたまってしまうと、肝硬変、心不全・心筋症、糖尿病、甲状腺機能障害といった病気の原因になってしまうのだ。

実際、私のクリニックでも相談を受けたことがある。大量のサプリメント摂取が原因で重篤な肝機能障害を起こし、肝移植をしなければならないような状態にまでなってしまったというのだ。

この方も「ビスグリシン酸鉄キレート」を服用していたが、それ以外にも大量のサプリメントを摂取していたため、どのサプリメントが原因だったのか、大きな病院で調べても特定はできなかったという。すべてのサプリメント摂取をやめて入院し、肝臓を保護する治療をしたところ、順調に回復し、手術を回避することができた。

では一体、「ビスグリシン酸鉄キレート」の何が問題なのか。

通常、体内に入った鉄は積極的に排泄される経路がない。そこで腸は、鉄が満たされると鉄の吸収をストップして鉄過剰になるのを防いでいる。しかし、「ビスグリシン酸鉄キレート」の場合、通常の鉄の吸収とは異なるルートで吸収されてしまうため、過剰になっても吸収し続けてしまうようなのだ。

鉄に関する血液検査項目としては、ヘモグロビンがよく知られているが、それ以外にも体内の貯蔵鉄の量を調べるフェリチンという値がある。通常は100〜150ng／mℓが適正なのだが、「ビスグリシン酸鉄キレート」を服用されている患者さんには、1000を超える人、なかには3000を超える人もいる。ここまでくると明らかな鉄過剰であり、入院して鉄を取り除く治療が必要になってしまう場合もある。

体にいいものだからたくさんとればいい、サプリメントだから大丈夫、というわけではないのだ。だから、私のクリニックでは、血液検査のデータをもとに、その人に足りない栄養をとってもらうようにしている。SNSの情報を鵜呑《うの》みにせず、専門家の指導のもとで正しい栄養補充をしてほしい。

## 脳の機能アップ——DHA

【摂取のポイント】

EPAとともに魚油に多く含まれる成分。近年、魚を食べる量が減る傾向にあるため不足しやすい栄養素だが、脳の栄養素として非常に重要。DHAは、脳内神経細胞の膜に多く含まれるとともに、神経樹状突起の形成にも大きく関与している。

**［注意点］**

サプリメントで摂取する場合は空腹時よりも食事直後のほうが吸収がよい。また、EPAとともに複合的に摂取したほうが、有効性が高くなる。酸化しやすいため、ビタミンEの同時摂取が望ましい。

**［こんな効果も］**

抗炎症作用。網膜機能の維持（視力低下予防効果）。子育て中の女性にもよい（母乳にDHAが多く含まれると、乳児の脳の発達を促す効果が期待できる）。

## 酸化防止——グルタチオン

**［摂取のポイント］**

グルタミン酸、システイン、グリシンという3つのアミノ酸が結合した、生命維持に必須の物質。医薬品として古くから治療に応用されているほか、がん予防、老化抑制としても注目されている。通常のたんぱく質量が摂取できていれば体内で合成できるため、とくに補給する必要はないが、高齢者は動物性たんぱく質をとらない傾向があるため、グルタチオンの原料となるシステインの摂取量が少なく、グルタチオンの産生が低下しやすい。

【注意点】

薬剤を大量に服用している場合は、その解毒のために肝臓で消費されてしまうので、サプリメントでの摂取が効果的。

【こんな効果も】

アルコール摂取量が多い人、ストレスが多い人にもおすすめ。

## 酸化防止――ビタミンE

【摂取のポイント】

「若返りビタミン」「血管ビタミン」などと呼ばれ、全身の抗老化にかかわる重要な栄養素。老人斑といわれるリポフスチンの予防と改善にも効果を発揮する。脂溶性のビタミンで、コーン油、綿花油、大豆油、小麦胚芽、パーム油などに多く含まれるが、通常の食事では摂取しにくい成分であり、サプリメントでの摂取が効果的。

【注意点】

サプリメントには天然のもの（d体）と合成のもの（dℓ体）があるが、抗酸化、血行促進、ホルモン活性化、赤血球膜安定化の各作用を期待できるのは天然ビタミンE。ビタミンCとの同時摂取によりビタミンEがリサイクルされ、抗酸化（サビとり効果）を強化する。

【こんな効果も】

冷え症、肩こりの改善。肌のハリや顔色をよくする。生理不順や更年期障害対策にも。

## 酸化防止――ビタミンC

【摂取のポイント】

血中や眼の水晶体に高濃度に分布し、体内に存在する活性酸素を消去する、強力な抗酸化栄養素。細胞膜の酸化で一度使われたビタミンEやグルタチオン、β-カロテンのリサイクルにも効果を発揮する。果物や野菜に多く含まれているが、その人がビタミンCをどれくらい必要とするかは、1～20倍と個体差が大きい。抗酸化作用を期待するのであれば、その必要量を上回る量を摂取しなければならないため、サプリメントを使うのが効果的。

【注意点】

水溶性ビタミンなので、こまめに摂取する。

【こんな効果も】

シミの改善（メラニン産生抑制）。コラーゲンの合成促進（歯茎からの出血などの改善。シワ、アザができやすい人にも）。感染症の予防と改善。がんの予防。

## 酸化防止――α-リポ酸

【摂取のポイント】

血液脳関門を通過できる抗酸化物質として、アルツハイマー型認知症や脳卒中による脳血管障害に対する効果が注目されている栄養素。ビタミンC同様、ビタミンE、コエンザイムQ10、グルタチオンなどの抗酸化物質をリサイクルする働きがある。単独摂取ではなく、ビタミンCと同時に摂取することで、ビタミンCの血中濃度を維持する働きも期待できる。

【注意点】

体内で生合成され、エネルギー代謝等には欠かせない成分だが、その量は微量であり、加齢とともに低下するため、老化防止のために積極的にとることが望ましい。

【こんな効果も】

新陳代謝の低下の改善。疲労回復。アンチエイジング効果。

本書は『「脳の栄養不足」が老化を早める！』（２００９年・小社刊）に
最新の情報を加え、大幅にリニューアルしたものです。

青春新書
*INTELLIGENCE*

こころ涌き立つ「知」の冒険

## いまを生きる

"青春新書"は昭和三一年に——若い日に常にあなたの心の友として、その糧となり実になる多様な知恵が、生きる指標として勇気と力になり、すぐに役立つ——をモットーに創刊された。

そして昭和三八年、新しい時代の気運の中で、新書"プレイブックス"にその役目のバトンを渡した。「人生を自由自在に活動《プレイ》する」のキャッチコピーのもと——すべてのうっ積を吹きとばし、自由闊達な活動力を培養し、勇気と自信を生み出す最も楽しいシリーズ——となった。

いまや、私たちはバブル経済崩壊後の混沌とした価値観のただ中にいる。その価値観は常に未曾有の変貌を見せ、社会は少子高齢化し、地球規模の環境問題等は解決の兆しを見せない。私たちはあらゆる不安と懐疑に対峙している。

本シリーズ"青春新書インテリジェンス"はまさに、この時代の欲求によってプレイブックスから分化・刊行された。それは即ち、「心の中に自らの青春の輝きを失わない旺盛な知力、活力への欲求」に他ならない。応えるべきキャッチコピーは「こころ涌き立つ"知"の冒険」である。

予測のつかない時代にあって、一人ひとりの足元を照らし出すシリーズでありたいと願う。青春出版社は本年創業五〇周年を迎えた。これはひとえに長年に亘る多くの読者の熱いご支持の賜物である。社員一同深く感謝し、より一層世の中に希望と勇気の明るい光を放つ書籍を出版すべく、鋭意志すものである。

平成一七年

刊行者　小澤源太郎

著者紹介

溝口　徹〈みぞぐち とおる〉

1964年神奈川県生まれ。福島県立医科大学卒業。横浜市立大学病院、国立循環器病センターを経て、1996年、痛みや内科系疾患を扱う辻堂クリニックを開設。2003年には日本初の栄養療法専門クリニックである新宿溝口クリニック（現・みぞぐちクリニック）を開設。オーソモレキュラー（分子整合栄養医学）療法に基づくアプローチで、精神疾患のほか多くの疾患の治療にあたるとともに、患者や医師向けの講演会もおこなっている。著書に『2週間で体が変わるグルテンフリー健康法』【最新版】「うつ」は食べ物が原因だった！』『発達障害は食事でよくなる』(小社刊)などがある。

【最新版《さいしんばん》】
「脳《のう》の栄養《えいよう》不足《ぶそく》」が老化《ろうか》を早《はや》める！　青春新書 INTELLIGENCE

2023年2月15日　第1刷

著者　溝《みぞ》口《ぐち》　徹《とおる》

発行者　小澤源太郎

責任編集　株式会社プライム涌光
電話　編集部　03(3203)2850

発行所　東京都新宿区若松町12番1号 〒162-0056　株式会社青春出版社
電話　営業部　03(3207)1916　振替番号　00190-7-98602

印刷・中央精版印刷　製本・ナショナル製本

ISBN978-4-413-04663-3